AF464472

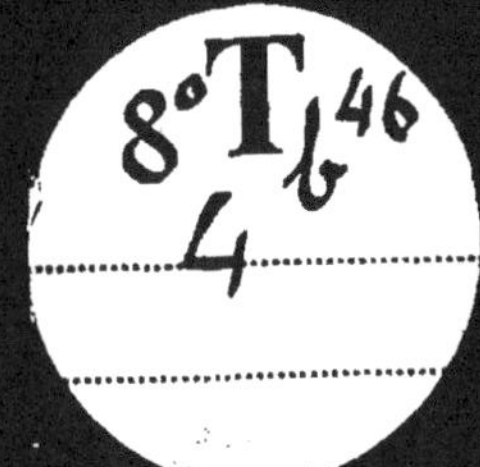
8°Tb46
4

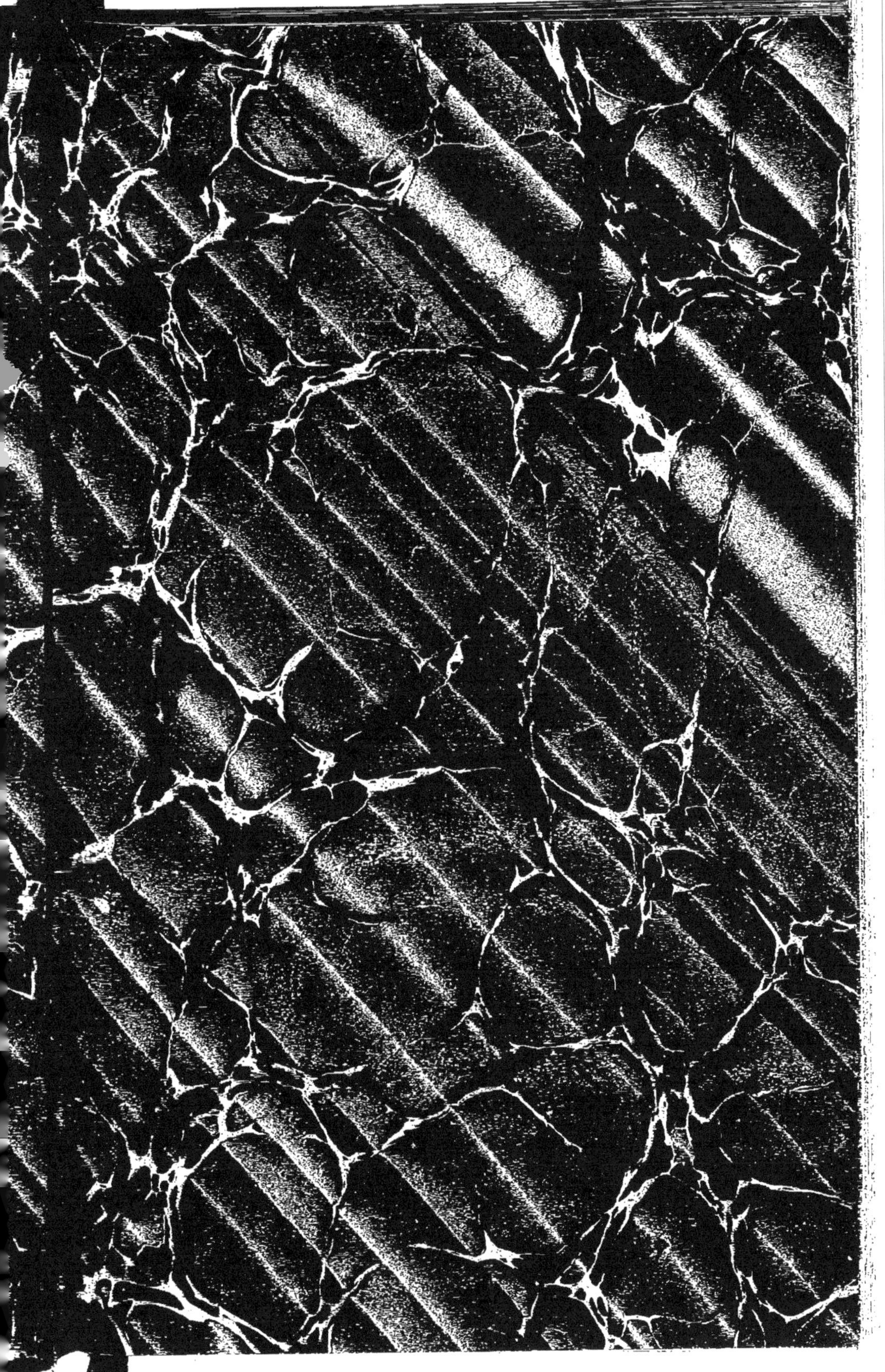

MÉMOIRE

SUR LES FONCTIONS

DU SYSTÈME NERVEUX

GANGLIONAIRE.

PAR J. L. BRACHET, Docteur en Médecine de la Faculté de Paris; Professeur suppléant et Médecin de l'Hôtel-Dieu de Lyon; Médecin de la prison de Roanne et de la Société maternelle de la même ville; Membre de la Société Médicale d'émulation de Paris, et des Sociétés de Médecine de Paris, Lyon, etc.

Nihil tam difficile est, quin quærendo investigari possit.
TÉRENCE.

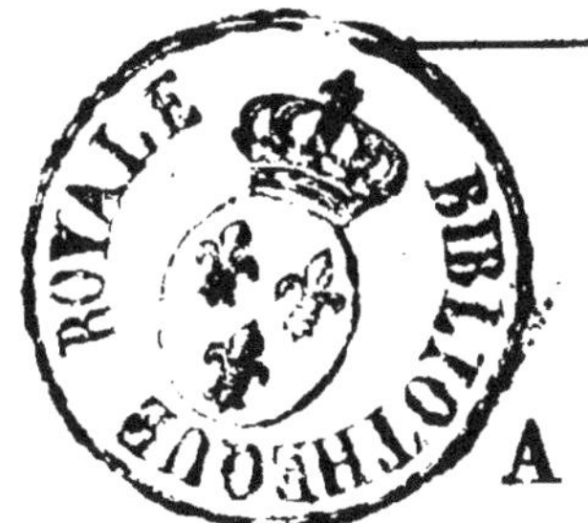

A PARIS,
CHEZ GABON, LIBRAIRE, PLACE DE L'ÉCOLE DE MÉDECINE;

A LYON,
CHEZ MAIRE, LIBRAIRE, RUE MERCIÈRE, N.° 21.

1823.

IMPRIMERIE DE J. M. BOURSY.

AVANT-PROPOS

PENDANT mes études physiologiques, je ne pus me contenter des faibles explications que les auteurs les plus célèbres donnaient sur les fonctions du nerf trisplanchnique. Je laissai les livres et j'interrogeai la nature. Mes expériences me conduisirent à des résultats assez satisfaisans; mais comme je n'avais eu d'autre vue que mon instruction particulière, je séquestrai mes recherches, sans me douter qu'elles pussent être de quelque utilité. Au mois de juillet dernier 1822, je trouvai, en parcourant une feuille périodique, la question que la Société médicale d'émulation de Paris avait mise au concours, pour le mois d'août 1822, sur l'anatomie, la physiologie et la pathologie du nerf trisplanchnique. Je me rappelai mon ancien travail, je rassemblai mes notes éparses: et, en y ajoutant quelques faits nouveaux, j'y trouvai les matériaux d'un mémoire que j'envoyai à la Société; mais qui, malgré ma diligence, arriva trop tard, ainsi que M.r Villermé, son savant secrétaire, me l'a écrit: « le billet, me dit-il, qui est joint à votre mémoire sur le grand sympathique n'a point été ouvert, mais j'ai reconnu votre écriture. Votre mémoire nous est parvenu trop tard, et je n'ai pu faire revenir la Société sur son arrêté. »

J'ai retiré mon mémoire. Quelques amis, dont les talens sont justement appréciés, ayant désiré en prendre connaissance, l'ont lu avec trop d'indulgence, et se sont efforcés de me persuader que je devais le publier. Je cède enfin, et je me décide aujourd'hui à le livrer à l'impression tel que je l'avais envoyé. Cependant j'en ai retranché les considérations anatomiques auxquelles je m'étais livré, attendu qu'elles ne m'ont pas paru d'un intérêt majeur, et que les travaux des modernes, entr'autres de M. Ribes, ne laissent que peu de chose à désirer.

Puissent les savans, lire cet opuscule avec la même indulgence que mes amis ! Puissent-ils sur-tout trouver que mes efforts n'ont pas été inutiles pour reculer les bornes de nos connaissances sur les fonctions d'un appareil aussi important que le système nerveux ganglionaire ! Tel est mon seul désir, telle sera ma récompense.

MÉMOIRE

Sur les Fonctions du Système Nerveux Ganglionaire.

La science de l'homme est la première des sciences; elle nous intéresse par-dessus toutes les autres : et cependant à peine quelques hommes en font-ils une étude particulière. Les chirurgiens et les médecins sont les seuls qui s'en occupent, et, parmi eux, combien en est-il qui ne font que l'effleurer! Pourquoi notre système social repousse-t-il cette étude, au lieu d'en faire une base essentielle de l'éducation, aujourd'hui sur-tout, que les préjugés du fanatisme et de l'ignorance sont dissipés et n'y apportent plus des obstacles qu'on n'osait pas jadis braver impunément? Les entraves que de vieilles erreurs y mettoient, ont tenu dans une longue enfance l'étude de l'anatomie et de la physiologie. Des hommes célèbres ont su de temps en temps se placer au-dessus de leur siècle, et faire briller une nouvelle aurore qui bientôt s'éclipsoit avec eux. Aujourd'hui un nouvel essor est donné, et l'anatomie de l'homme, riche de nombreuses découvertes, prête son appui à la physiologie, qui n'aurait dû jamais en être séparée, et qui, prenant une marche imposante, s'élève majestueuse, au-dessus des brillantes hypothèses qui en firent long-temps le roman de la médecine, et écartèrent de son étude un grand nombre d'esprits exacts. Mais, c'est sur l'homme vivant qu'il faut sur-tout apprendre à connoître l'homme vivant. Aussi, doit-on attendre de la médecine les matériaux les plus précieux pour conduire à de nouvelles découvertes : elle est la première source où la physiologie doit puiser, de même qu'elle doit emprunter le secours de la physiologie pour mieux faire apprécier l'altération et le mode d'altération des organes et de leurs fonctions. En se prêtant un mutuel appui, ces deux sciences avanceront d'un pas ferme à des résultats toujours plus positifs. Une seconde source non moins féconde est fournie par les expériences sur les animaux, les vivisections, qui, avouons-le, n'ont pas toujours conduit à des données aussi satisfaisantes qu'on avoit lieu de se le promettre. Il est une troisième source qu'on a peut-être trop négligée jusqu'à ce jour, c'est l'anatomie comparée. Que ne doit-on pas attendre de cette branche de l'histoire naturelle, si on ne la borne point, comme l'ont fait quelques auteurs, à l'étude des grands animaux, dont la structure, analogue à celle de l'homme, satisfait la curiosité et ne mène à rien de plus ! C'est en examinant les différences des organes chargés des mêmes fonctions dans les différentes classes d'animaux ; c'est en étudiant, et sur-tout en comparant la manière dont ils remplissent chacun leurs fonctions ; c'est en recherchant comment certains organes disparaisssent dans quelques espèces, par quels organes nouveaux ils sont remplacés dans d'autres, et quels phénomènes en résultent dans la vie individuelle de chacun, qu'on arrive à ces grandes vues physiologiques, que des siècles d'expérience et de vivisections sur des animaux de la même classe n'auraient pas même fait soupçonner.

Si l'on se fût rappelé que beaucoup d'animaux vivaient sans cœur, aurait-on vu, dans ces derniers temps, se reproduire l'opinion qui refuse toute action aux capillaires, et ne reconnaît que le cœur pour agent unique de la circulation ? si l'on eût fait attention que les mollusques ont un foie, ont une veine-porte, que cette veine-porte ne passe point par le foie, que cet organe glanduleux sécrète cependant la bile, on n'aurait pas autant disputé pour savoir si les matériaux de cette liqueur étaient apportés par l'artère hépatique ou par la veine-porte (1).

La physiologie doit tout attendre de ces trois sources inépuisables : elle leur doit tous les progrès qu'elle a faits depuis quelque temps, et elle leur devra tous ceux qu'il lui reste à faire : car, ne nous le dissimulons point, les travaux des Haller, des Bichat, des Chaussier, etc. sont loin encore de lui avoir donné cet état de certitude qui en assure la stabilité; la nature couvre d'un voile épais les fonctions d'un grand nombre d'organes. Ces fonctions seraient connues, que le génie saurait encore les présenter sous un aspect nouveau, et leur trouver des rapports intéressans, parce qu'il ne connaît point de limite et qu'on ne saurait lui en assigner. Malheureusement nous n'en sommes point là, et ce champ fertile offre d'abondantes moissons à celui qui voudra le cultiver.

---

(1) Je possède, sur le foie, ses fonctions et ses maladies, des matériaux qui feront le sujet d'un mémoire, aussiôt que de nouvelles observations seront venues ajouter plus de confiance à celles que j'ai déjà recueillies.

Parmi les points obscurs de la physiologie, les fonctions du système nerveux, et sur-tout du système nerveux ganglionaire, tiennent le premier rang. Les efforts des anatomistes et des physiologistes les plus distingués ont échoué jusqu'à ce jour, et à part quelques expériences qui nous restent, tout est à faire. On reconnaît, il est vrai, plusieurs sortes de nerfs; mais quel vague, quelle incertitude, si l'on veut étudier les attributions de chacun, et lui répartir ce qui est de son ressort! Rien n'est fixé : les hypothèses les plus contradictoires, les plus absûrdes, se sont échafaudées les unes sur les autres, et toutes, portant sur des bases mal assurées, sur des suppositions gratuites bien plus que sur des faits, ne forment qu'un chaos où un esprit exact cherche en vain la vérité, et ne trouve à sa place que confusion et obscurité. Cependant, il n'est peut-être pas d'organe qui mérite une étude plus approfondie, à cause de l'importance de ses fonctions, et du jour que jetteroit cette connaissance sur l'organisme en général et sur la plupart des fonctions en particulier.

Deux systèmes nerveux sont distribués dans l'économie animale, répandent et entretiennent la vie dans tous les organes, sont les agens de tout sentiment et de tout mouvement, les dispensateurs et les régulateurs du principe vital, les premiers moteurs de toutes les fonctions. L'un est sous la dépendance directe d'un centre principal auquel, en dernière analyse, tout vient se rapporter : toutes les expériences tentées sur lui produisent des effets sensibles et appréciables, et conduisent à une foule de résultats positifs. Piquez un nerf du système cérébral : la douleur d'une part, l'agitation d'une autre, vous mettent déjà sur la voie de la vérité : coupez ce nerf, la paralysie des organes auxquels il se distribue achève de la faire découvrir. Changeons de système, et transportons nos expériences sur les nerfs des ganglions. Quelle différence! les organes sont muets. Vainement vous employez tous les irritans pour exciter la sensibilité, pour provoquer une exaltation dans la contractilité; vos recherches sont impuissantes; ni le nerf, ni l'organe ne répondent à votre appel. Faites la section d'un nerf : vous avez cru anéantir les fonctions d'un organe, en détruire la sensibilité; désabusez-vous, rien n'a changé, tout conserve son type normal, et les fonctions ne sont point altérées. Que conclure d'expériences qui ne donnent aucun résultat, et dont les effets comparés à ceux qu'on obtient sur le système cérébral, étant négatifs, nous indiquent seulement l'absence de la sensibilité, de l'irritabilité? Mais avant de porter un jugement peut-être prématuré, il faut commencer par tenir compte de la situation profonde du trisplanchnique, qui le soustrait dans presque toute son étendue à l'action de nos instrumens : dans quelques points seulement on peut arriver jusqu'à lui; et là, il ne se rend à aucun organe important : par-tout ailleurs qu'au col les vivisections sont bientôt suivies de la mort. La manière dont ce nerf pénètre dans nos organes lui fait aussi éluder toutes les tentatives qu'on pourrait faire sur lui. Ce n'est point un nerf, un cordon, ce sont des milliers de nerfs, de cordons qui y arrivent à la fois, et les pénètrent presque de tous les côtés : de sorte que pour intercepter la communication d'un organe important avec le système ganglionaire, il faudrait peut-être détacher en entier cet organe, et sur-tout le priver des matériaux de la nutrition, puisqu'il serait indispensable de faire aussi la section des vaisseaux, leurs tuniques étant parcourues d'un grand nombre de filets nerveux. L'impossibilité absolue de pratiquer de semblables expériences a prolongé notre ignorance sur les fonctions de cet appareil nerveux ; et aujourd'hui encore nos connaissances à cet égard ne sont guère plus étendues, malgré les efforts des Scarpa, des Bichat, et, dans ces derniers temps, de MM. Ribes et Broussais. Le génie de Bichat avait devancé l'expérience et avait montré la vérité à cet homme étonnant ; mais privé du secours des expériences et de l'analogie, il n'a pu rien avancer de positif, et quelquefois les hypothèses ont pris la place de la vérité. M. Broussais a inséré, il y a quelques années, dans le Journal universel des Sciences médicales, un mémoire sur cet objet. Il y fait beaucoup d'efforts pour débrouiller le chaos des fonctions du trisplanchnique, et statuer son mode d'action, sa physiologie. Rien ne prouve mieux qu'il n'a pas atteint le but désiré, que la question qui a été remise au concours après la publication de son travail. Ainsi tout ce qui a été fait ou dit jusqu'à présent, au lieu d'avoir répandu quelque jour sur la question, n'a peut-être fait que l'obscurcir davantage, ou tout au moins que reculer la difficulté : la matière est encore neuve et difficile : *res ardua et inextricata*. Aussi, pour la traiter faut-il, à l'exemple de Descartes, oublier tout ce qui a été fait ou dit, recommencer sur de nouveaux faits, et puisque les vivisections seules n'ont conduit et ne peuvent conduire à tous les résultats désirés, se frayer une nouvelle route pour chercher la vérité, étudier les fonctions de l'organe dans les êtres les plus simples, et en faire l'application aux êtres les plus composés. Cette méthode d'analogie nous sera, je l'espère, plus heureuse que toutes celles qu'on a suivies jusqu'à ce jour. « Celui qui se propose d'étudier avec succès l'histoire naturelle des corps vivans, a dit Vicq-d'Azyr, doit être très-versé dans l'étude de la physique expérimentale, de la mécanique, de la chimie et de l'anatomie. »

Quelque part que nous promenions nos regards sur notre globe, nous voyons la matière revêtir deux formes : ou bien elle est matière brute, inorganique, soumise à toutes les lois physiques qui régissent ce vaste univers ; ou bien elle est matière vivante, organisée, et sous l'empire de la vie, des lois physiologiques. La différence qui sépare ces deux manières d'être des corps est immense : d'un côté, mort, immobilité, existence illimitée que le hasard produit et que le hasard détruit; de l'autre côté, vie, sensibilité, mouvement, accroissement, durée limitée, reproduction par un appareil générateur qui éternise l'espèce. Tout cela est connu, tout cela tombe sous les sens : mais quelle est la cause première de cette différence? Quelle est la cause qui établit la démarcation, qui pose la limite entre ces deux grandes classes des êtres? Serait-ce l'organisation? Cependant, quelque parfait que soit un être organisé, la mort le frappe, et le voilà immobile, insensible et rentré dans le domaine des lois physiques. Son organisation n'a pourtant pas changé : il avait donc en lui quelque chose de plus qui, l'instant auparavant, le faisait sentir, le faisait mouvoir, lui faisait exécuter les actes nombreux qui constituent ses fonctions. Quel est ce quelque chose ? La vie, nous dit-on ; et l'on croit avoir tout expliqué ; mais à présent qu'est-ce que la vie ? Ce mot heureux, créé pour voiler notre ignorance, élude la question et ne la résout point, non plus que tous ceux d'âme, d'archée, de principe vital, etc., qu'on a voulu lui substituer, et qui, malgré les talens et les efforts de leurs créateurs, ne mènent pas plus à la vérité. Sans donc chercher à pénétrer un mystère peut-être à jamais impénétrable, contentons-nous d'observer les faits et leur enchaînement, et d'en déduire des conséquences naturelles, et abandonnons aux métaphysiciens les recherches sublimes sur la nature et le principe des êtres métaphysiques. Quel que soit ce principe de vie, ce n'est plus là ce qui nous importe ; ses effets seuls rentrent dans notre attribution. Arrêtons-nous donc un instant à rechercher comment la vie agit sur les êtres vivans, par quel moyen, par quel mécanisme elle porte son influence à tous les organes ; en un mot, quel est l'instrument, quel est l'organe de cette fonction première. Que notre ignorance sur ce mystère ne nous étonne point : les naturalistes, peu versés dans la connaissance de l'organisation, n'ont dû qu'être conduits à de fausses conséquences, et entraînés hors de la voie de la vérité, parce que l'erreur ne peut engendrer que l'erreur.

Comme il ne peut y avoir d'action ou d'effet sans

cause, toutes les fonctions ont un agent, un instrument. Or, la sensibilité et les sensations, étant un effet, une action, une fonction, ne peuvent avoir lieu par elles-mêmes; elles ont besoin d'un agent spécial. De même que la bile ne peut être sécrétée que par le foie, l'urine par les reins, etc.; de même aussi aucune sensation ne peut être perçue sans les nerfs. Le spectacle majestueux de la nature ne produirait aucun effet sur les yeux sans les nerfs optiques; les fosses nasales ne nous avertiraient point du voisinage de la timide violette sans les nerfs olfactifs; sans les acoustiques, le rossignol soupirerait en vain ses chants mélodieux à nos oreilles, nous ne les entendrions point. Les vins exquis, qui font les délices du gourmet, ne lui procureraient pas plus de plaisir que la boisson la plus fade, sans les nerfs linguaux et grands hypoglosses. Supprimez les nerfs qui vont se rendre à la peau, et insensibles au plaisir comme à la douleur, vous n'éprouverez plus ces impressions voluptueuses que produit le simple contact de l'objet aimé. La physiologie est riche d'un si grand nombre de faits qui établissent les preuves de cette action des nerfs des sens, que ce serait perdre un temps précieux que de s'occuper à en rapporter de nouveaux. Les nerfs sont donc le siége et les agens de la sensibilité, et comme ils pénètrent par-tout, par-tout ils doivent porter leur action. Si la manière dont ils l'exécutent n'est pas toujours la même, cela tient à des modifications qui leur sont propres ou qui sont dues à l'organisation différente de l'organe, qui en modifie l'action selon qu'il en a besoin pour le libre exercice de ses fonctions. Si l'air eût produit sur les membranes muqueuses le même effet que sur les séreuses, la respiration eût bientôt été troublée, et eût enrayé les autres fonctions et fait périr l'individu. La sage nature, en répartissant la sensibilité à tous les organes, l'a donc modifiée selon les fonctions de chacun. Ainsi, ne nous étonnons point de ne pas la trouver dans quelques organes : ce défaut de sensibilité n'est qu'apparent, elle y est latente, et mille circonstances pathologiques viennent bientôt la développer et la mettre en évidence. Chaque organe possédant la sensibilité au seul degré convenable, c'est par elle, telle qu'elle est, qu'il peut exécuter régulièrement ses fonctions; une dose ou un degré de plus deviendrait un obstacle à ce libre exercice. Laissons à d'autres le soin d'exercer leur talent sur ces divers modes de la sensibilité : ce qu'il nous importe de savoir, c'est que tous les organes sentent qu'ils ne peuvent rien opérer que par la sensibilité, et qu'il n'y a pas de sensibilité sans les nerfs; d'où nous pouvons conclure qu'il n'existe pas d'organe vivant privé de nerfs. Ce sont là des vérités qui pourraient être regardées comme des axiômes physiologiques.

C'est peu que d'avoir reconnu la sensibilité dans les animaux et dans leurs organes; je vais plus loin, et j'établis que la sensibilité n'appartient pas exclusivement aux animaux, qu'elle est aussi l'apanage des végétaux, en un mot de tous les êtres organisés ou vivans, et que par-tout elle s'opère de la même manière, c'est-à-dire, par le ministère des nerfs.

Tous les végétaux possèdent la faculté de sentir; voilà un de ces phénomènes si évidens, si palpables, qu'on serait étonné qu'on ait pu jamais la leur disputer, si nous ne savions pas que les animaux eux-mêmes ont souvent été dépouillés de leurs attributs de vitalité et réduits à la condition de machine, d'automate, par des hommes d'un talent supérieur : tant il est vrai que le plus beau génie peut donner dans les plus grands écarts, toutes les fois qu'il substituera des idées préconçues à l'observation des faits et de la nature. Si quelqu'un pouvait douter encore de la sensibilité des végétaux, qu'il se transporte dans un parterre, dans un champ, et il sera bientôt convaincu. Ici, il verra la pudique sensitive témoigner par son mouvement de contraction, combien elle a été sensible au moindre attouchement. Là, il verra la Dionæa muscipula punir de sa témérité l'insecte qui va lui dérober sa liqueur mielleuse, en resserrant sur lui ses deux feuilles hérissées de pointes. Ailleurs, l'Hedysarum gyrans lui offrira le spectacle de l'agitation perpétuelle de ses folioles, quand il fait chaud. Dans nos climats, l'Épine-Vinette, l'Helianthème commun renouvellent tous les printemps le mouvement connu de leurs étamines au moment de la fécondation. Les phénomènes de sensibilité des conferves ont paru si étonnans à quelques naturalistes, qu'ils ne les ont placés qu'avec effort parmi les plantes. Il verra aux approches de la pluie, après une sécheresse, tous les végétaux se dresser, s'ériger et sentir par anticipation les bienfaits de la liqueur réparatrice. Il verra la plante avertie de quel côté est un bon terrain, y diriger ses racines. Tous les végétaux lui attesteront combien ils sont sensibles à la lumière en la recherchant avec une intelligence qui ne les trompe jamais. Qu'il place une plante dans un lieu obscur et qu'il y laisse pénétrer un rayon de lumière, il fera d'inutiles efforts pour détourner les rameaux vers le côté opposé, toujours ils s'avanceront au-devant de la lumière et se dirigeront vers l'ouverture par où elle pénètre. Chaque année il peut voir la pomme de terre végéter dans sa cave, et ses longs jets venir, sans se dévier, sortir par la plus petite ouverture. Pendant la belle saison des fleurs, toutes lui annonceront, chacune à sa manière, combien elles sont affectées par le retour et la disparition de la lumière : l'une s'épanouit au moment où les premiers rayons du soleil embrasent l'horizon, pour se fermer quand il abandonne notre hémisphère; l'autre se resserre à son approche et n'étale ses belles couleurs que lorsqu'elle n'a plus à craindre l'ardeur dévorante de ses feux. Doute-t-il encore que la sensation de la lumière soit l'unique cause de ces phénomènes, qu'il les produise lui-même en trompant la fleur, et en l'exposant, au milieu de la nuit, à une lumière artificielle très-vive. Faisons remarquer cependant que cette réaction de sensibilité s'éteint aussitôt que la fécondation a eu lieu. Si nous voulions étendre ces considérations, il nous serait facile de montrer la puissante influence de la chaleur et du froid sur le règne végétal qui y est très-sensible.

De ces actes d'une sensibilité apparente, passons à des phénomènes plus cachés, mais qui n'en démontrent pas moins que les végétaux possèdent la faculté de sentir. Il est vrai, il est reconnu de tous les physiologistes, que dans l'économie vivante, toutes les fonctions sont sous la dépendance nerveuse, et qu'aucune ne s'exécuterait si cette action venait à cesser.

A mesure que nous descendons dans l'échelle des êtres, nous voyons disparaître quelques organes et quelques fonctions. Dans les dernières classes, il ne reste plus ni organe des sens, ni organe de l'intelligence; l'appareil si compliqué de la respiration n'est plus, celui de la voix a disparu, la circulation est toute capillaire, la reproduction ne s'opère plus que par bouture, et l'appareil de la locomation n'est qu'une ébauche: l'animal est réduit à la digestion, l'absorption, la nutrition, l'accroissement, l'exhalation, la circulation capillaire, la génération et la destruction. Eh bien! dans ces animaux si voisins du règne végétal qu'ils y ont été classés par quelques Naturalistes, les fonctions s'exécutent, et s'exécutent toutes sous l'influence nerveuse. Le défaut d'attention avoit fait méconnaître chez eux le système nerveux; mais il est prouvé aujourd'hui que les renflemens tuberculeux et les filamens blanchâtres qu'ils présentent, sont de véritables nerfs. Ces fonctions qui restent aux animaux les plus imparfaits, à l'exception de la digestion, nous les retrouvons toutes dans les végétaux. Nous voyons dans les racines l'absorption s'exercer sur les matériaux avec lesquels les pores absorbans sont en contact. Nous voyons la circulation capillaire faire cheminer les substances qui ont été absorbées avec une rapidité qui varie selon les époques, et qui, sur-tout, est très-grande au moment de la sève, comme on peut s'en convaincre en coupant un sarment, ou en faisant une incision aux branches de quelques arbres; l'on est étonné de la quantité de liquide qui s'écoule en peu de temps. C'est la nutrition qui dans l'intérieur du végétal fait assimiler à chaque partie les matériaux qui lui sont apportés, et le fait ainsi développer et grandir jusqu'à son état de maturité. Sous le rapport de la nutrition et du développement, le végétal vivace présente une particularité qui est étrangère à l'animal : il a un vaste appareil d'organes qui se développe à l'extérieur, croît et meurt chaque année ; ce sont les feuilles, qui, pendant leur accroissement, sont ainsi que les jeunes pousses, douées d'une nutrition des plus actives. N'est-ce pas par exhalation que les feuilles, les tiges de certains végétaux se couvrent d'une liqueur, d'un enduit qui varie selon les espèces ; que les gommes, les résines, et différens sucs découlent de beaucoup d'arbres ; que différentes liqueurs sont déposées dans des vésicules, des drupes, des noix et autres parties des végétaux ? La génération est la fonction la plus féconde en merveilles ; le végétal ne semble exister que pour elle : ou il meurt aussitôt que son objet est rempli, ou il tombe dans un sommeil voisin de la mort. C'est à l'éclat et aux variétés de ses fleurs et à leurs odeurs suaves que nous devons la richesse de nos parterres et de nos printemps. C'est pour son accomplissement que la nature a varié à l'infini le jeu admirable des organes de la production ; c'est à la génération végétale que nous sommes redevables de l'abondance de nos moissons, de ces fruits savoureux et de ce nectar spiritueux, source de tant de jouissance : c'est encore la génération des plantes qui a servi de base au système de Linnée, qui l'a mise dans son grand jour, et a su répandre dans son étude le charme de la conviction et de l'agrément. La destruction n'est point une fonction ; mais elle assimile davantage les végétaux aux animaux : comme eux, lorsque la vie les abandonne, ils cessent de remplir aucune fonction ; les forces assimilatrices sont éteintes et ils rentrent sous l'empire destructeur des lois physiques auxquelles ils ne résistaient que par la puissance des lois vitales.

Puisque les végétaux nous ont donné une foule de preuves de sensibilité, puisqu'ils exécutent les mêmes fonctions que les animaux, ils ne peuvent pas en différer autant qu'on l'a pensé, et celui qui a comparé la plante à un animal privé du mouvement, et l'animal à une plante mobile, a exprimé une grande vérité. Cette analogie de fonctions entre les végétaux et les animaux, suppose analogie dans la manière dont chaque fonction s'exécute, dont la vie se développe, s'entretient et meurt. Les nerfs, avons-nous dit, sont les agens de la sensibilité, la sensibilité est le premier mobile de toutes les fonctions ; c'est donc dans les nerfs qu'il nous faut chercher l'organe de la sensibilité, et en quelque sorte l'organe de toutes les fonctions. Il nous faut trouver cet organe, cet agent de la sensibilité dans les végétaux, puisque les végétaux sont sensibles et exécutent des fonctions. Eh bien ! cet organe ou cet appareil, ils le possèdent, quoique tous les Naturalistes le leur aient refusé jusqu'à ce jour. Cependant, quelques-uns leur avaient reconnu des propriétés vitales : ainsi Darwin leur attribue des sensations, quelques sentimens, et même un certain degré de puissance volontaire, un sensorium commun, d'où dérive, comme dans les animaux, un certain nombre de *caténations de mouvemens* ; Gorter a distingué l'irritabilité vitale des plantes de la simple élasticité mécanique ; Lups reconnut cette irritabilité, surtout dans l'explosion des anthères de l'épine-vinette. Quelques autres Physiologistes ont observé le même phénomène sur différentes plantes : Vicq-d'Azyr accorde la sensibilité aux plantes et les place à côté des zoophytes. Quel est donc cet appareil nerveux végétal qu'on n'avait pas encore soupçonné, quoiqu'il soit bien développé ? Comme dans les animaux, la nature, à cause de son importance, l'a placé profondément à l'abri des agens destructeurs, lui a creusé une demeure au centre du végétal qui l'enveloppe dans tous les sens et le protége puissamment. Cet appareil, vous le voyez, c'est la moelle. Ceci n'est encore qu'une assertion ; et comme une assertion sans preuve tombe d'elle-même, les considérations suivantes nous fourniront des développemens qui ne laisseront aucun doute sur cet objet.

Prenons un végétal quelconque, ouvrons-le depuis la radicule la plus ténue jusqu'au dernier ramuscule, et nous le verrons composé de différens tissus jusqu'au centre qui est occupé par une substance spongieuse, sans consistance, qui fournit latéralement les *productions médullaires*, lesquelles vont s'épanouir à la surface de l'écorce, ou se répandre dans toutes les parties végétales, et les *appendices médullaires* qui ne s'étendent pas au-delà du tissu ligneux, et dont la moelle est toujours incolore comme celle du canal médullaire.

Observons un végétal dans ses premiers rudimens, *ab ovo*; et nous verrons dans la graine le germe se gonfler par l'humidité, et envoyer bientôt dans leur sens respectif la plumule et la radicule. Ce germe et ses premiers rudimens ne sont presque que de la substance médullaire. La plumule et la radicule grandissent, et sortent des cotylédons ; une pellicule sensible les enveloppe et prend peu à peu tous les caractères de l'écorce. Les développemens consécutifs de la plante ne sont pas dans les mêmes proportions que ceux qui ont précédé : la moelle reste, pour ainsi dire, stationnaire, tandis que les autres parties prennent un accroissement considérable ; aussi est-il d'observation constante que la substance médullaire est proportionnellement d'autant plus abondante que le végétal est plus jeune. Même remarque pour le système nerveux des animaux.

Voyons encore, à l'époque de la floraison et de la fructification, la tige de la fleur, organe générateur doué de la plus grande vitalité, détourner à son bénéfice une partie considérable de la moelle.

Une disposition mérite de fixer toute notre attention, ce sont des espèces d'intersections, ou plutôt de gonflemens de la moelle qui sont plus ou moins rapprochés selon les plantes qu'on étudie. Ces nouûres ne sont pas également développées ou apparentes dans tous les végétaux ; aussi, pour les étudier et les bien voir, faut-il donner la préférence aux plantes noueuses, telles que la vigne, le sureau, les persicaires, les caryophillées, la brionne, les graminées, les renouées, plusieurs joncs, etc. Prenons, par exemple, une jeune tige de sureau, disséquons-la : se présente d'abord un large canal médullaire, non interrompu dans l'intervalle qui sépare chaque nouûre ; mais dans cet endroit la moelle combinée a une substance nouvelle, change un peu de caractère, et envoie ça et là des filamens qui se dirigent dans l'épaisseur du corps ligneux, où leur ténuité les fait bientôt perdre. C'est dans ces renflemens ou ganglions qu'on voit se rendre le filet médullaire de la feuille, et les filets bien plus marqués de la tige de la fleur, et du bourgeon qui doit un jour faire une branche. La plante est plus faible dans cet endroit, et s'y rompt facilement, parce que le ligneux y est aminci et entrecoupé par les filets qui le traversent. Si la tige qu'on étudie est plus ancienne, le ganglion ne conserve plus le même degré de consistance; en se concentrant davantage, il devient plus ferme, plus résistant, moins épais et forme un véritable diaphrägme. A quelque âge du végétal qu'on l'examine, cette nodosité est toujours apparente lorsqu'une branche en part; mais si cela n'a pas lieu, la partie ligneuse fait des progrès à l'intérieur, diminue le canal médullaire, le régularise et rend la substance médullaire à-peu-près uniforme dans toute son étendue, ainsi qu'on l'observe dans le tronc et dans les grosses branches. Ces espèces de ganglions médullaires sont très-apparens dans les plantes à feuilles opposées; mais ils le sont beaucoup moins dans les plantes où les feuilles sont alternes : excepté dans l'endroit d'où part un rameau, toujours il existe là un ganglion.

Ces dispositions anatomiques indiquent l'importance de l'organe médullaire dans la plante : la nature n'aurait pas pris le soin de lui assigner la place la plus avantageuse, la mieux garantie, si elle n'en eût fait qu'un organe subalterne ; mais elles ne suffisent pas. Cependant quelques naturalistes, trompés par la végétation toujours active de vieux arbres dont le tronc creux était dépouillé de moelle, n'ont pas hésité à la regarder comme inutile à la végétation, comme dépourvue de toute action, de toute influence : une expérience citée plus loin, nous mettra dans le cas d'apprécier cette opinion. Je n'entre point ici dans le détail de la plupart des hypothèses sur la nature et les fonctions de la moelle ; je rappellerai seulement qu'elle est assez généralement regardée comme un organe ou un suc nourricier, dans lequel la jeune plante puise d'autant plus abondamment qu'il est alors plus abondant lui-même. Linnée et Haller ont soupçonné une partie des fonctions de la moelle végétale. Le premier lui reconnaissait de grands rapports avec les parties sexuelles, avec la génération ; il avait vu cette substance se continuer avec le pistil, et il avait remarqué que les plantes se reproduisent d'autant plus facilement par bouture, marcottes et fructification, que la moelle était plus abondante. Le second la regardait comme l'organe le plus essentiel à la nutrition. — On ne peut pas sérieusement s'occuper de réfuter l'opinion qui place la moelle au rang des sucs nourriciers : en supposant que cela fût, ce ne serait que reculer la difficulté. Comment, en effet, serait-elle devenue elle-même cette matière nutritive ? La nature, si simple dans ses opérations, n'aurait-elle pas ici multiplié les moyens sans nécessité ? ne serait-ce pas deux fonctions pour une, puisqu'il est bien plus facile à la nutrition de s'opérer directement dans chaque partie, que de commencer par un organe particulier ? — Quant aux opinions de Linnée et de Haller, elles sont vraies, seulement elles sont trop limitées.

Dans une longue convalescence que je passai, il y a quelques années, à la campagne, les douceurs de la solitude, les jouissances paisibles de la vie champêtre, la beauté du site réveillèrent en moi un goût bien décidé pour l'agriculture, et m'inspirèrent le désir de profiter de l'occasion pour étudier quelques points de la physiologie végétale, et voici le résultat de mes essais sur la moelle :

Première expérience. J'ai pratiqué sur plusieurs branches de sureau une ouverture assez grande à la partie moyenne du cylindre qui est placé entre deux nouûres, et au moyen d'un stilet j'ai détruit la moelle : jamais il n'en est résulté d'effet sensible ; la cavité est restée ou s'est fermée à la longue ; mais la branche n'a point péri. J'ai examiné dernièrement deux branches que j'ai retrouvées. Dans toutes les deux le cylindre était irrégulier, plus mince et enfoncé à l'endroit des ouvertures. La substance ligneuse avait augmenté d'épaisseur, et la cavité médullaire avait disparu ; il m'a été possible de suivre sur l'une des deux branches, et à travers le corps ligneux, deux petits cordons médullaires qui s'étendaient de l'un à l'autre ganglion.

Je ne m'en suis pas tenu au sureau ; plusieurs plantes, entr'autres la vigne, la brionne, et une espèce de joncs, m'ont servi à répéter la même expérience : j'ai obtenu les mêmes résultats négatifs ; mais comme il m'était plus difficile d'opérer convenablement, la tige a souvent péri, ce que j'ai attribué bien plus à son délabrement dans le point expérimenté, qu'à la destruction de la moelle.

Deuxième expérience. Sur les mêmes végétaux, et de préférence sur le sureau à cause de la plus grande facilité avec laquelle on peut opérer sur ses branches, j'ai fait une ouverture très-près de la nouûre, tantôt au-dessus, tantôt au-dessous, et avec un stilet j'ai détruit l'intersection ou ganglion médullaire. J'ai constamment obtenu le même résultat : quand la tige était jeune, la mort suivait de près l'opération ; si elle était plus ancienne, et qu'un rameau en partît latéralement, la tige-mère ne périssait pas toujours, mais le rameau se flétrissait bien vîte. Enfin, si la branche expérimentée comptait plusieurs saisons, sa mort ne suivait pas toujours l'expérience, et l'ouverture finissait par se cicatriser. Dans tous les rameaux qui ont péri peu après l'expérience, le ganglion avait été bien détruit, mais lorsque le rameau avait survécu, toujours il restait quelques portions du ganglion, et quelques-unes des productions médullaires qui s'étendaient dans le corps ligneux. J'aurais été curieux de voir si le ganglion s'était régénéré, ou si la petite portion qui avait échappé à l'action de l'instrument avait suffi pour entretenir la vie.

Troisième expérience. Ayant remarqué avec quelle facilité des morceaux de saule, d'acacia, de sureau, reproduisaient un végétal, j'ai tenté plusieurs manières d'opérer cette reproduction. Des rameaux un peu longs et mis en terre, ont constamment repoussé.

Quatrième expérience. Des branches plus courtes repoussaient également bien, pourvu qu'il restât plusieurs noûûres ou intersections sur le sureau, ou plusieurs de ces yeux qui annoncent une disposition à former une branche, lorsque c'était le saule et l'acacia.

Cinquième expérience. Lorsqu'une seule noûûre restait au morceau de sureau, quel qu'ait été le morceau mis en terre, la végétation n'a pas eu lieu. Cependant, dans une circonstance, le rameau était presque entièrement caché dans la terre, la noûûre a fourni d'un côté une tige, et de l'autre une racine.

Sixième expérience. Quelque longue que fût la tige mise en terre, jamais elle ne repoussait, lorsqu'avec un long stilet j'avais détruit au loin la moelle.

Septième expérience. Le sureau n'a point non plus repoussé, lorsque, sans détruire la moelle en entier, je me suis contenté de désorganiser les ganglions médullaires qui correspondaient aux noûûres ligneuses.

Huitième expérience. Coupez une pomme de terre en plusieurs morceaux, mettez-les en terre; tous ceux qui ont conservé un ou plusieurs *yeux* intacts, donneront naissance au végétal, et les autres non. Examinez et poursuivez ces yeux jusque dans l'intérieur du tubercule, et vous leur trouverez tous les caractères d'un petit appareil médullaire.

Ces expériences, mais principalement celles qui sont relatives à la reproduction, ne sont-elles pas la preuve la plus convaincante que l'appareil médullaire des végétaux est un véritable système nerveux? Si en effet la moelle était sans action, sans influence, pourquoi la destruction des ganglions anéantirait-elle le principe vivifiant, et s'opposerait-elle à la reproduction, tandis qu'un délâbrement beaucoup plus étendu du cordon médullaire n'empêche point le nouvel arbre de se reproduire, pourvu que les ganglions soient intacts? Ces expériences, quoique bien incomplètes, furent alors suffisantes pour moi : elles me donnèrent la mesure de l'action de la moelle, et me la firent dès-lors regarder comme le système nerveux des végétaux. J'aurais pu les multiplier beaucoup ; j'étais tenté sur-tout d'examiner jusqu'à quel point les anciens avaient été vrais dans l'expérience par laquelle ils essayaient de détruire toute la moelle d'un arbre, pour en rendre les fruits plus savoureux et dépourvus de noyaux ; mais cette opération est évidemment impraticable, sur-tout sur les arbres à nouûres ; et le fût-elle, elle ne prouverait rien, puisqu'elle ne détruirait pas les filets nerveux ou *productions médullaires* qui marchent dans l'épaisseur de la couche ligneuse. La moelle est donc le système nerveux végétal ; mais ce système nerveux n'a point de centre unique d'action, ou plutôt chaque point peut devenir un centre indépendant, puisqu'il peut, dans les végétaux sans nouûre, donner assez de vie pour reproduire un végétal entier, ce qui tient à ce que les nodosités, que j'ai appelées ganglions parce que je les compare aux ganglions du système nerveux ganglionique, sont plus rapprochées, plus confondues dans les végétaux sans nœuds, et peuvent chacune devenir un centre d'action ou de vitalité suffisant pour la reproduction du végétal. Le système nerveux végétal présente deux parties distinctes ; l'une centre, siége principal de la vie, ce sont les ganglions ; l'autre cordon médullaire, qui établit la continuité, n'a aucune action par elle-même, et doit tout aux ganglions dont elle émane. Ainsi, les nerfs des végétaux appartiennent tous au système nerveux ganglionique. Plus nous avancerons, plus nous trouverons une analogie frappante entre ce nerf des plantes et le système ganglionaire des animaux.

Puisque nous ne pouvons plus douter de l'existence de cet appareil nerveux, de cet organe de la sensibilité, la physiologie végétale ne sera plus un chaos pour nous, et toutes les fonctions des plantes rentreront, avec celles des animaux, dans les attributions de la sensibilité. Dès-lors, nous n'avons plus besoin de chercher une explication particulière pour chaque phénomène, et l'absorption, la circulation, la nutrition, l'exhalation, la génération, ne sont plus un mystère; la sensibilité préside à leur exercice. Voyez en effet tous les tissus vivans parcourus d'innombrables vaisseaux capillaires, qui reçoivent de leurs filets nerveux la faculté de sentir, d'être impressionnables, et qui tiennent de leur nature la propriété de se contracter (1). C'est à cette double faculté, *sentir et se contracter*, que se rapportent, en dernière analyse, toutes les fonctions végétales. Les absorbans, qui ont leurs bouches béantes à la surface de toute la plante, sont avertis

(1) Voulez-vous un exemple d'une grande irritabilité dans les vaisseaux capillaires de quelques plantes, et de leur force de contraction ? cassez la tige de la tithymale, de la chélidoine, la feuille du figuier : au moment de la rupture, le tiraillement et l'impression de l'air produisent une irritation qui stimule l'action des vaisseaux, la met en jeu, et lui fait pousser avec rapidité le suc laiteux qui parcourt la plante et qui vient se déposer en gouttelettes à l'extrémité des tiges rompues.

par les nerfs, par leur sensibilité, de la présence des corps ambiants, et s'ouvrent à ceux qui leur conviennent, pour rejeter ceux qui leur seraient inutiles ou nuisibles. Solide ou liquide, la substance absorbée ne circule jamais que sous cette dernière forme. A mesure qu'elle avance dans les capillaires, elle annonce sa présence par la médiation des nerfs, et le vaisseau, en se contractant, la fait cheminer de proche en proche, jusqu'à ce qu'arrivée à chaque organe, elle lui abandonne les matériaux qui doivent servir à sa nutrition, à ses sécrétions, à ses exhalations, et dont le choix est déterminé par l'impression qu'ils font sur les nerfs de chacun, dont la sensibilité a été modifiée selon son organisation. Quoique la génération soit exécutée par un appareil complet et très-compliqué, qui annonce le *summum* d'élaboration de l'organisme végétal, comme les autres fonctions, elle emprunte de la sensibilité tous ses moyens d'action. C'est par elle que les matériaux sont choisis pour être mis en œuvre et se développer en organes générateurs, et s'accroître; c'est par elle que les étamines s'inclinent vers le pistil, et lancent le pollen aussitôt que son espèce de maturité leur annonce que le moment de la fécondation est arrivé; c'est par elle que les stigmates du pistil reconnaissent cette poussière fécondante, et l'absorbent; que le pistil la transporte, et qu'elle va vivifier un germe qui, sans elle, n'eût pas été capable de reproduire le végétal. Que l'on se rappelle que beaucoup de moelle se rend à la fleur, et l'on ne sera plus étonné que la génération présente elle seule un si grand nombre de phénomènes vitaux.

Le végétal jouit de la vie dont manquent les minéraux ; il en jouit comme tous les êtres organisés, moins par l'arrangement organique de ses molécules, que par le ministère des nerfs. Supposez un instant l'être le mieux organisé privé de nerfs, de sensibilité, et je vous défie de lui donner la vie. La vie est toute entière dans les sensations : *Vivre, c'est sentir*, a dit avec beaucoup de vérité un Médecin philosophe; supprimez la sensibilité, toutes les fonctions cessent, il n'y a plus de vie. Cette assertion de Cabanis, si vraie, si grande, si fertile en résultats, a pu paraître fausse, erronée même à ceux qui, limitant les phénomènes de la vie, n'ont reconnu d'autre sensibilité que la sensibilité percevante, sans considérer que ce mode de sensations appartient à un système nerveux particulier à l'animal, à un appareil de fonctions qui est indépendant de la vie, puisqu'une immense quantité d'êtres vivans en sont privés, et n'en vivent pas moins. Le mystère de la vie n'en reste pas moins caché : nous voyons les organes à l'aide desquels elle se manifeste ; nous apprécions leur jeu, leur action; mais son principe, son essence échappent à notre investigation : nos sens sont trop faibles, notre intelligence trop bornée pour le saisir. Faudra-t-il conclure de notre ignorance que la vie n'est qu'un mot vide de sens, et réduire l'homme, l'animal, à une machine statico-hydraulique, hydrostatique, à un laboratoire de chimie, et ne voir dans la digestion qu'une macération ; dans la nutrition, les sécrétions, que de nouvelles opérations chimiques? La physiologie moderne ne permet plus une erreur aussi grossière, dans laquelle cependant semble être entraîné un des Physiologistes les plus distingués, qui ne cesse de faire jouer le premier rôle à *la chimie vivante*, qu'on est tout étonné de trouver personnifiée dans ses écrits, lui qui a si heureusement employé son beau talent à saper l'édifice de l'ontologie médicale : *In vitium ducit culpæ fuga.* O vie! ô mystère incompréhensible! n'es-tu pas la preuve la plus convaincante d'un Être créateur, d'un Dieu infini!

Les végétaux vivent sans doute; mais ils vivent à leur manière : ils vivent par les organes qu'ils possèdent. Privés des organes de la vue, du toucher, de l'ouïe; privés du centre nerveux cérébrospinal, ils ne voient, ne touchent, n'entendent, ni ne réfléchissent; ils ne peuvent exécuter des fonctions dont ils ne possèdent point les organes : et parce que nous sommes assez heureux pour être plus riches qu'eux, faut-il les dépouiller encore de ce que la nature leur a accordé? ou bien, par un contraste frappant, leur supposerons-nous un instinct, une intelligence, parce qu'ils manifestent quelques marques de sensibilité? Par quelle fatalité l'homme veut-il toujours aller au-delà de la vérité, et ne s'arrête-il pas où les faits le forcent à s'arrêter? Pourquoi son impatiente curiosité lui fait-elle devancer l'observation, pour deviner les secrets de la nature, plutôt que de les approfondir? Pourquoi ici vouloir des effets sans cause? Chaque organe a ses fonctions, il est chargé seul de les exécuter; il est la cause, elles sont l'effet, et il ne peut être remplacé par aucun autre organe. Le cerveau est le siége de l'intelligence, du raisonnement; quelque parfait que vous soupçonniez tout autre viscère, jamais vous ne le verrez raisonner, transformer les sensations en idées, en jugemens, pas plus que vous ne verrez le foie sécréter l'urine; les reins, le sperme. Or, les plantes n'ayant point de cerveau, point d'organe des sens, point de centre sensitif, il serait absurde de leur supposer une volonté, une intelligence raisonnée; ce serait admettre un effet sans cause, ce serait créer un fantôme imaginaire, l'impossible. Accoutumons-nous donc à ne voir que ce qui est, et à rapporter chaque phénomène à sa cause productrice, et nous ne surchargerons plus notre mémoire d'une foule d'opinions dénuées d'intérêt, parce qu'elles ne sont point l'expression de la vérité, et la marche de cette vérité, que l'on dit si lente, ne sera pas rendue plus lente encore par ces écarts mensongers.

Chaque fonction résulte du concours indispensable de deux choses : disposition organique vivifiée par le système nerveux, et action des stimulans ou excitans fonctionnels. Mais, ainsi que l'avait observé Bichat, toutes les fonctions remontent en dernière analyse à la sensibilité et à la contractilité. Qu'entend-on par sensibilité? qu'entend-on par contractilité? Un coup-d'œil rapide sur ces deux bases fondamentales de la physiologie, nous aidera à mieux apprécier ce qui nous reste à dire. Je ne remonterai point aux immenses travaux de Haller et de ses contemporains, sur l'irritabilité et la sensibilité, je me contenterai d'un aperçu léger sur les opinions de la dernière école, de l'école de Bichat.

Ce physiologiste célèbre, dont le génie créateur a donné une impulsion nouvelle aux sciences médicales, a comparé les corps de la nature entre eux, et ayant reconnu que ce qui établissait la grande différence entre les êtres inorganiques et les êtres organisés, consistait dans la faculté qu'avaient ceux-ci de sentir ou de recevoir les impressions des corps avec lesquels ils se trouvaient en rapport, et de réagir sur eux par un mouvement qui partait toujours de la contraction de quelque partie, en tira la conséquence que les êtres organisés jouissaient de leurs propriétés tout aussi bien que les êtres inorganiques; et aux propriétés physiques, attraction, élasticité, etc., il opposa les propriétés vitales, *sensibilité*, *contractilité*. Considérant ensuite que les animaux, que l'homme sur-tout, avaient deux sortes d'existences, deux sortes de vies; que par l'une ils embrassaient la connaissance de tous les êtres environnans, et se mettaient en rapport avec eux; que par l'autre ils ne faisaient que se nourrir, croître et végéter, et que cette dernière était l'apanage de tous les êtres organisés : il distingua la *vie animale* ou de relation, vie dont jouissent exclusivement les animaux, et la *vie organique*, vie commune à tous les corps organisés. Cette distinction en nécessita une dans les propriétés vitales, qui furent les unes *animales* ou de relation, les autres *organiques* ou nutritives. Ainsi il y eut deux sensibilités et deux contractilités, *sensibilité animale*, *sensibilité organique*; *contractilité animale*, *contractilité organique*; et cette dernière fut appelée *sensible* ou *insensible*, selon que les phénomènes étaient apparens, ou non, à nos sens. Par la sensibilité animale, l'organe central de la vie de relation reçoit toutes les impressions que font sur les nerfs les corps avec lesquels ils se trouvent en rapport. Par la contractilité animale, cet organe central réagit par ses volitions, et détermine des mouvemens qui tendent à nous rapprocher ou à nous éloigner des objets dont il a reçu la sensation, à les saisir ou à les repousser. Par la sensibilité organique, qu'on pourrait encore appeler moléculaire, chaque partie du corps, de l'organe, du tissu, reçoit l'impression, non plus des corps, mais des molécules avec lesquelles elle se trouve en contact, sans la transmettre à l'organe central des sensations de la vie animale. Par la contractilité organique sensible, certains organes possèdent, dans leur organisation, les élémens d'un mouvement sensible et bien apparent, mais indépendant des actes de la volition. Par la contractilité organique insensible, chaque tissu étant pénétré des matériaux qui le parcourent, et en ayant reçu l'impression locale au moyen de la sensibilité organique, réagit sur eux molécule par molécule, en leur faisant subir, dans leur trajet, les transformations que nécessitent la nutrition, les sécrétions, exhalations, etc.

En créant les propriétés vitales, Bichat a su leur prêter un intérêt si grand, les présenter sous un aspect si avantageux et en déduire de si belles conséquences, qu'il a bien racheté les erreurs où il a été entraîné. Peut-on s'empêcher de penser comme lui et d'adopter ses sublimes considérations physiologiques et médicales sur les propriétés des organes et des tissus, lorsqu'on lit l'*Anatomie générale* et les *Recherches sur la vie et la mort*? Et cependant, il n'est que trop vrai, l'existence des propriétés vitales, enfant de son imagination, n'est rien moins que constatée; disons mieux,

Bichat a transformé en propriétés de véritables fonctions. Venons aux preuves : 1.° La sensibilité animale nécessite la distribution des nerfs dans la partie et leur intégrité parfaite, ils en sont les agens, les instrumens. Or, nous avons vu que l'action d'un organe en était la fonction; ainsi la sensibilité animale est la fonction de l'appareil nerveux cérébral. Qu'ils perçoivent la lumière, le son, les odeurs, ou les propriétées tactiles des corps, la fonction est la même, il n'y a de différence que dans l'organe physico-vital qui est à ses extrémités. Par quel contraste bizarre voudrait-on qu'il y eût fonction dans une circonstance et propriété dans l'autre ? 2.° La contractilité animale est l'action unique, exclusive des muscles, elle en est donc la fonction. 3.° La même chose est applicable à la contractilité organique sensible : elle est opérée par des muscles qui ne diffèrent des précédens qu'en ce qu'ils sont soustraits à l'influence de la volonté; mais leur action n'en reste pas moins la même, et cette action est une fonction, puisqu'elle a ses organes particuliers et qu'elle ne peut être exécutée par d'autres. 4.° La sensibilité organique n'existe qu'en vertu d'un système nerveux qui, ne faisant que présider aux fonctions vitales, à la nutrition, aux sécrétions et aux exhalations, n'avait pas besoin d'un centre unique auquel il transmît ses sensations ; mais, pour n'être point perçue par l'organe encéphalique, cette sensation n'en existe pas moins : mille expériences l'attesteraient s'il en était besoin. Qui ne voit se faire avec plus ou moins de rapidité l'absorption des liquides ingérés dans l'estomac, selon le mode de sensation qu'ils ont produit sur les voies digestives ? Qui ne voit ces mêmes liquides absorbés aller exciter préférablement tel ou tel organe sécréteur ou excréteur, et le changer en liquide récrémentiel ou se reporter au-dehors par la sueur ou les urines? Cette sensibilité étant elle-même une action, puisqu'elle est opérée par un système nerveux, le ganglionique, elle est aussi une fonction ; elle est la fonction de ce système. 5.° La contractilité organique insensible n'a pu être appréciée que par ses effets éloignés; elle ne tombe point elle-même sous les sens : ses organes d'actions sont trop ténus et nos sens trop grossiers pour les saisir. Cependant peut-on la méconnaître pour peu qu'on examine les moindres phénomènes de l'économie vivante? Les absorptions, les exhalations, la nutrition n'en sont-elles pas des preuves sans cesse renouvelées? n'indiquent-elles pas un mouvement perpétuel des liquides? et ce mouvement peut-il s'opérer sans agent d'impulsion, sans resserrement, sans contraction de la part de cet agent? Mais quel est cet agent? Ruisch et Malpighi, quoique avec des moyens différens, nous ont déjà mis sur la voie, en nous montrant les organes presque uniquement composés de vaisseaux. Injectez un vaisseau sécréteur, vous voyez l'organe d'où il sort se pénétrer du liquide, et quelquefois il vous sera possible de suivre la continuation des vaisseaux sanguins avec les sécréteurs et excréteurs. Eh bien! examinez le cours du fluide sécrété dans les plus gros troncs, et vous le voyez aisément avancer; remontez de proche en proche jusqu'aux dernières ramifications, et vous pourrez, sinon suivre toujours, du moins vous figurer son trajet. Injectez du lait dans le péritoine de quelque animal, et bientôt des stries blanches vous indiqueront et l'absorption du liquide, et le trajet des vaisseaux qu'il parcourt. L'existence des capillaires est prouvée ; mais comment font-ils circuler les liquides qu'ils contiennent ? En décrivant la circulation, Harvey accorda beaucoup trop au cœur qu'il en fit l'agent unique. Bientôt les physiologistes limitèrent l'action de cet organe, et reconnurent dans le système capillaire un autre agent de la circulation. Dans ces derniers temps, un Physiologiste distingué a rendu au cœur toute sa puissance et s'est étayé de quelques expériences spécieuses qui ne convaincront jamais. Voyez la classe nombreuse des insectes, des vers, des mollusques, des végétaux, manquer de cœur, et cependant vous offrir une circulation complète. Un autre agent d'impulsion du liquide circulatoire est donc indispensable; or cet agent gît dans chaque vaisseau qui, doué de la faculté de se contracter, se resserre sur le liquide qui aborde dans son intérieur, et le pousse ainsi de proche en proche. Qu'on ne dise point qu'il n'y a de contraction que celle qui est opérée par la fibre musculaire ; assez de faits prouveraient la fausseté de cette assertion. Voyez le sperme et l'urine être lancés à une grande distance sans action musculaire. Voyez la salive, par la seule contraction des excréteurs de Warthon, faire un jet rapide au moment où vous ouvrez la bouche. Voyez encore le mamelon faire jaillir à une grande distance le lait que contenaient ses vaisseaux lactés. En passant du connu à l'inconnu, il nous sera facile d'accorder aux capillaires les plus ténus une contraction suffisante pour l'accélération des matériaux qu'ils contiennent. Cette contractilité, en la suivant depuis le canal de l'urètre, les vaisseaux lactés, les veines, etc., jusqu'aux capillaires les plus déliés, est l'action d'un organe, et, de même que toutes les autres actions, est une fonction.

Selon nous, il n'y a point de propriétés vitales, puisque ce qu'on a appelé ainsi est le résultat constant de l'action d'un organe, est une fonction. Cette manière de voir ne change au reste que peu de chose à la physiologie de Bichat; elle en modifie seulement le langage. Ainsi, au lieu de parler de l'action d'un excitant sur la sensibilité animale d'un organe, nous dirons qu'il agit sur les nerfs cérébraux de cet organe, par conséquent sur une fonction : au lieu de dire que l'attouchement de la luette excite la contractilité organique insensible de l'estomac, nous dirons qu'il excite sa couche musculeuse, et ainsi des autres.— Vainement a-t-on voulu rappeler les mots de *tonicité* et d'*irritabilité* pour désigner les propriétés vitales organiques; ces substitutions peu heureuses n'ont pas obtenu l'assentiment que s'en promettaient leurs auteurs, parce qu'il faut toujours, dans leur manière de voir, remonter à la sensibilité pour percevoir la présence des matériaux et déterminer leur choix, et à la contractilité pour agir sur eux; ainsi, c'est un mot de plus, et la chose reste la même. Bichat avait donc à tort converti des fonctions en propriétés vitales : il est d'une saine physiologie, pour rétablir chaque chose à sa place, d'admettre, 1.° sensation perçue ou des nerfs cérébraux; 2.° sensation non perçue ou des nerfs ganglionaires; 3.° contraction musculaire, *volontaire* pour les muscles locomoteurs, *involontaire* pour les muscles viscéraux; 4.° contraction capillaire.

Les êtres organisés sont végétaux ou animaux. Nous avons déjà vu les premiers exécuter des fonctions vitales ou organiques sous l'influence des nerfs ganglionaires. Par analogie, nous conclurons que la nature, toujours uniforme dans ses procédés, n'a pas créé pour les mêmes fonctions des organes différens; qu'en conséquence, dans les animaux l'absorption, la circulation capillaire, la nutrition, les sécrétions, les exhalations s'opèrent, comme dans les végétaux, sous l'influence du système nerveux ganglionique. Telle était l'opinion de Bichat, qui lui donna le nom de système nerveux de la vie organique, et telle a été l'opinion de tous les physiologistes modernes. Mais Bichat, ne voulant étendre l'action des organes que jusqu'où son scalpel les avait suivis, et n'ayant pas poussé ses recherches sur le grand sympathique assez loin, avait presque limité son action aux grandes fonctions viscérales, et avait suppléé à son défaut par les propriétés vitales organiques par-tout où il n'avait pas vu le nerf. Les difficultés qui existaient alors ne sont plus; la patience et l'opiniâtreté des anatomistes les ont surmontées, et le nerf trisplanchnique a été poursuivi jusqu'aux régions les plus éloignées, sur les artères qu'il accompagne en formant un réseau plexiforme dont beaucoup de rameaux prennent un aspect gangliforme, régénèrent le nerf et en éternisent la chaîne : car, sans ce renouvellement successif, il eût été impossible qu'un filet ténu eût pu fournir à tout un membre. — Ainsi, dans les animaux, le système nerveux ganglionaire ne diffère de ce qu'il est dans les végétaux ni par sa disposition anatomique, ni par ses fonctions. De part et d'autre nous trouvons un long cordon nerveux souvent interrompu par des renflemens ou ganglions qui sont les centres, les aboutissans, les points de départ de chaque nerf : ces ganglions sont les conservateurs et les régénérateurs de l'action vitale, puisque en les détruisant, vous anéantissez la vie dans les parties où vont se distribuer les nerfs qu'ils ont fournis, puisque le végétal qui en est dépouillé, ne se reproduit plus, et que la plus petite partie d'une plante peut devenir une plante entière si elle possède un seul centre nerveux. De part et d'autre, nous trouvons distribution au moyen de filets qui ne s'éteignent point en fournissant aux organes, mais qui se multiplient, qui renaissent, pour ainsi dire, au milieu d'un petit corps, d'un petit ganglion. De part et d'autre, enfin, nous les voyons communiquer aux organes auxquels ils se distribuent, la sensibilité organique, cette sensibilité qui ne pouvait être perçue par le cerveau, parce qu'il n'y a rien de commun entr'eux, cette sensibilité qui préside aux fonctions nutritives, qui reçoit l'impression moléculaire des matériaux de la nutrition, en fait le choix, et détermine la réaction capillaire sur ces matériaux pour les transformer ou les faire circuler. — Ici se terminerait ce que nous avons à dire des fonctions du grand sympathique, si l'économie animale était aussi simple que l'économie végétale, ou bien si les deux ordres de fonctions relatives à la vie de relation et à la vie de nutrition étaient bien isolés. Mais combien les animaux sont loin de cette simplicité fonctionnelle, et combien il est difficile d'établir une ligne de démarcation entre leurs fonctions diverses! elles forment un enchaînement tellement lié, que toutes dépendent les unes des autres, qu'il est impossible d'en altérer une sans altérer les autres : c'est le véritable *consensus unus*, *conspiratio una*, *consentientia omnia*. Cependant toutes les fonctions n'existent pas dans tous les animaux, ni de la même manière. Elles suivent une progression qu'il est facile de remarquer, de sorte qu'à mesure que de nouveaux organes se développent, il en résulte de nouvelles fonctions et de nouvelles complications. D'ailleurs, dans les végétaux, les fonctions nutritives sont seules et y sont exécutées par les appareils les plus simples : tandis que dans les animaux, la combinaison des fonctions nutritives avec les fonctions de relation a opéré d'immenses changemens dans les organes mêmes de la vie nutritive, a nécessité des fonctions plus compliquées et même de nouvelles fonctions. Ainsi la digestion, la circulation, la respiration sont bien des fonctions nutritives ; mais elles sont étrangères au végétal, parce que celui-ci, dépouillé de la vie animale et fixé au sol, a dû trouver autour de lui les matériaux de ses fonctions, dès-lors, ces grands appareils d'organes lui devenaient inutiles ; au lieu que dans les animaux, le mode d'existence étant différent, ils ont dû être modelés sur cette existence nouvelle, être appropriés à sa disposition : de-là, ce mélange d'actions, de fonctions, qui empêche de saisir la ligne de démarcation : de-là, cette influence d'une vie sur l'autre, ou plutôt des fonctions cérébrales sur les fonctions nutritives, et *vice versâ*.

La nature n'a point établi brusquement ces grandes différences ; ce n'est que par gradation qu'elle est arrivée du végétal le plus simple à l'animal le plus complet. Voyez la classe nombreuse des zoophytes, vous n'y trouvez ni organes des sens, ni appareils compliqués; ils n'ont, de plus que le végétal, que les rudimens d'un appareil digestif, ne jouissent que d'une sensation tactile générale, et n'exécutent que des mouvemens décidés par les impressions du moment, et jamais par un raisonnement combiné : aussi leur système nerveux n'est-il guère plus avancé que le système nerveux des végétaux, au point que les Naturalistes les en ont privés; mais, parmi les savans, M. Tiédeman, entr'autres, a démontré que les stries blanches qui, dans les étoiles de mer et les holothuries, partent du pourtour de la bouche pour se rendre en rayonnant aux différentes divisions de ces animaux, étaient un véritable système nerveux. La même remarque a ensuite été faite pour les autres zoophytes; et en général le centre nerveux est placé autour de la bouche, puisque c'est là qu'est l'aboutissant et le point de départ des cordons nerveux. Aussi cette partie est-elle la plus sensible et la plus mobile, et cela devait être; tout chez eux est fait pour la nutrition : cette considération appartient, au reste, à toutes les classes d'animaux; car, dans toutes, l'ensemble de l'organisation est modifié selon la nourriture et le genre de vie. Quelques zoophytes ne présentent pas un point de départ fixe, et se rapprochent davantage des végétaux; ce sont les polypes et les hydres : chez eux, en effet, le système nerveux est disséminé par granulations, véritables ganglions ou centres nerveux, capables de devenir le principe de vie d'un animal entier; aussi ces animaux peuvent-ils, ainsi que les végétaux, se reproduire par bouture, par section, pourvu que la partie séparée conserve quelqu'un de ces centres nerveux. Ces animaux sont, en quelque sorte, un intermédiaire entre les deux règnes végétal et animal. Ils n'ont point de cerveau, par conséquent, point de sensation perçue, point de *moi*, point de mouvement réfléchi.

Dans la classe des vers, des insectes, des crustacées, le système nerveux prend un développement plus marqué. Ils ont une tête, et déjà un petit cerveau forme le plus volumineux des ganglions d'où partent deux cordons parsemés d'un plus ou moins grand nombre de ganglions plus petits; ils ont des sens, et quelques-uns les ont tous les cinq; quel qu'en soit le nombre, ils reçoivent leurs nerfs du premier ganglion: les appareils fonctionnels sont plus développés, et le système ganglionaire y préside presque seul. Leur vie est toute instinctive; leurs actes sont déterminés par leurs sensations et leurs besoins, et jamais par la réflexion; chez eux elle manque encore. Ils ne sont point susceptibles d'éducation : ce qu'ils font le premier jour de leur existence, ils le feront toujours, parce qu'en eux tout est relatif à la vie organique, et qu'elle est aussi complète à leur naissance qu'elle le sera plus tard.

La classe nombreuse des mollusques comprend des animaux dont la structure et les fonctions sont si variées, qu'on est tout étonné de les trouver réunis : aussi leur système nerveux est-il varié selon les espèces auxquelles il appartient. Dans toutes on trouve un ganglion embrassant la partie supérieure de l'œsophage, et un second vers la fin du canal intestinal;

maïs, dans quelques-unes, *les acéphales*, le ganglion œsophagien envoie des rameaux aux organes, et ne forme pas encore de chaîne ganglionique régulière; cependant quelques ganglions se rencontrent épars çà et là. Dans les *gastéropodes*, le système nerveux devient plus régulier, et dans les *céphalopodes*, il se rapproche davantage de la disposition du système nerveux des animaux vertébrés. Déjà chez eux les fonctions sont exécutées par des appareils plus compliqués, plus parfaits, et cela aurait dû suffire pour les éloigner de la classe commune des mollusques. De plus le ganglion supérieur, bilobé, est renfermé dans un anneau cartilagineux, et des nerfs nombreux se rendent directement de ce cerveau aux organes des sens et à beaucoup d'autres parties. Enfin, du collier ou ganglion œsophagien, part un nerf remarquable par sa distribution, qui lui donne la plus grande analogie avec le nerf pneumo-gastrique.

Enfin, se présente la longue série des animaux vertébrés. Quelles que soient les grandes différences qui les séparent, et qui en font autant d'ordres bien distincts, le système nerveux conserve la même disposition; il ne fait que se prêter aux modifications des différens appareils fonctionnels. Dans tous nous trouvons, 1.° un cerveau renfermé dans une boîte osseuse, envoyant par lui-même ou par son prolongement rachidien, les nerfs des sens et ceux des organes du mouvement; 2.° un appareil nerveux ganglionaire, situé hors de la cavité rachidienne, et placé en devant, où il s'étend en deux cordons non interrompus et qui, de chaque ganglion, envoient une foule de filets aux organes splanchniques et aux vaisseaux ; 3.° un nerf partant du cerveau, et se distribuant exclusivement aux organes intérieurs, aux viscères de la vie nutritive. A mesure que les animaux s'élèvent à un rang plus distingué par leur organisation et par leurs facultés, le cerveau acquiert plus de développement, de nouvelles parties s'ajoutent aux parties déjà existantes, de sorte qu'on peut en général juger, à *priori* et à la simple inspection, du degré d'intelligence de l'animal à qui appartient le cerveau qu'on examine. Pour le volume respectif, voyez l'immense différence qu'il y a entre le cerveau de la monstrueuse baleine et le cerveau de l'homme, et vous ne serez pas étonné de la supériorité des facultés de l'un sur les facultés de l'autre. C'est par cet appareil que les animaux sont ce qu'ils sont : c'est par lui que l'un est doué d'une force surprenante ; que l'autre supplée à la force par la ruse, l'agilité ; que celui-ci montre une intelligence peu commune ; que cet autre nous ravit par son talent musical. Supprimez le cerveau, tout est inerte, sans mouvement ; plus de sensation perçue, plus de réflexion, plus de *moi* ; vous n'avez plus qu'un végétal.

Jusqu'à présent nous avons vu le système nerveux ganglionaire être la seule origine des nerfs des végétaux, présider seul à leurs fonctions, et ne point former de centre unique, de *sensorium commune*. Nous avons vu ce système ganglionaire, dans les animaux des classes inférieures, se combiner à un nouveau système à centre commun, d'autant moins étendu, moins isolé, que les fonctions n'étaient encore qu'instinctives et limitées aux seuls besoins nécessaires à l'entretien de la vie, à la digestion. Nous avons vu ces rudimens de cerveau prendre plus de développement, s'isoler davantage, faire de plus en plus un système à part et indépendant, à mesure que les relations de l'animal se multipliaient, qu'il ne vivait plus uniquement au-dedans de lui-même, qu'il établissait des rapports plus étendus avec les êtres environnans. Cependant jamais l'isolement n'est complet; toujours de nombreuses communications lient ces deux ordres de nerfs : mais plus on s'élève dans la classe des êtres, plus le système cérébrospinal prend de la supériorité. Enlevez la masse encéphalique et rachidienne et les nerfs volumineux qui en partent, comparez-les au faible assemblage de tous les ganglions et de leurs nerfs, et vous conclurez que l'homme est appelé à de plus nobles fonctions qu'à végéter, croître et se nourrir, puisque le système cérébral, l'organe de l'intelligence, est si supérieur au système ganglionique.

Dans les végétaux, il nous a été facile d'apprécier les fonctions du système nerveux ganglionaire; puisqu'il y est seul, que seul il préside à leurs fonctions, il en est le seul vivificateur. Dans les animaux, il nous a été facile aussi d'apprécier l'action de leur système ganglionaire, et son influence sur les mêmes fonctions: le même effet reconnaît la même cause; mais à mesure que l'animal est devenu plus parfait, que ses fonctions se sont compliquées davantage, il en est résulté une combinaison d'action entre les deux systèmes cérébro-spinal et ganglionique, qui était indispensable. Dans le végétal il n'y a ni digestion, ni grande circulation, ni respiration, etc., ces fonctions lui sont inutiles; au lieu qu'elles sont absolument nécessaires à l'animal qui, ne restant point dans la même place, ne peut puiser ni élaborer à sa surface les matériaux de sa nutrition. C'est cette influence combinée des deux systèmes sur les fonctions assimilatrices qu'il nous reste à étudier, et que nous allons examiner dans les organes principaux de la circulation et de la digestion. Je dis, influence combinée, parce que les anastomoses qui existent entre les deux systèmes, et qui établissent entr'eux des rapports nombreux, ne les rendent point dépendans l'un de l'autre : ainsi l'un est en repos, l'autre continue son action; l'un a cessé de vivre, l'autre manifeste encore son influence vitale; l'un exerce et suspend ses fonctions momentanément et par intervalle, l'autre les exerce d'une manière continue et sans intermittence. Mais ce parallèle n'entre point dans mon but; je ne dois parler ici que de l'action, de l'influence, ou des fonctions du trisplanchnique.

Le *cœur*, agent d'impulsion de la circulation dans les animaux vertébrés, reçoit et pousse le sang par un mouvement alternatif de dilatation et de contraction. Ce mouvement est indépendant de la volonté, par conséquent soustrait à l'empire du système cérébrospinal, quoiqu'il en reçoive quelques filets par le moyen du pneumo-gastrique. C'est donc le système ganglionaire qui est la cause première, la cause vitale du mouvement dont l'action mécanique gît ensuite dans la contraction des doubles fibres concentriques et rayonnantes du cœur. Après plusieurs essais je suis parvenu, non sans de grandes difficultés, à isoler, sur deux chiens, les deux ganglions cervicaux moyens et inférieurs : au moment où j'ai fait la section des nerfs cardiaques qui en partent, le cœur a de suite cessé son action ; le plus souvent la mort a été le résultat de l'hémorrhagie avant que j'aie pu arriver aux nerfs, à cause de leur situation profonde garantie par la disposition même des vaisseaux. Cette expérience, jointe aux observations authentiques d'absence complète de l'organe cérébrospinal, ne laisse aucun doute sur l'action du trisplanchnique dans les contractions du cœur ; cependant les expériences de Legallois, répétées par plusieurs physiologistes, et que j'ai en partie vérifiées moi-même, nous prouvent aussi que la moelle épinière n'est pas entièrement dépourvue d'influence sur l'organe circulatoire. J'ai détruit successivement plusieurs portions de la moelle spinale ; dans chaque expérience la circulation s'est arrêtée, et la respiration artificielle a bientôt fait mouvoir le cœur, excepté lorsque la moelle était détruite dans les portions cervicale et dorsale correspondantes ; qu'il n'y eût que cette partie désorganisée ou que l'organe le fût en totalité, jamais alors la circulation n'a pu se rétablir. Si, dans ces dernières circonstances, Legallois est parvenu à déterminer de faibles mouvemens du cœur, il ne l'a obtenu que sur de bien jeunes animaux, et je n'ai opéré que sur des sujets déjà formés. Plus, en effet, les sujets sur lesquels on détruit la moelle épinière sont voisins de la naissance, plus les contractions du cœur se continuent ; tout prouve, à cette époque, une influence moins grande du système cérébrospinal. Je ferai aussi observer que Legallois a détruit isolément la portion cervicale et la portion dorsale, tandis que, dans l'expérience que j'ai faite, la partie inférieure de la portion cervicale, et la partie supérieure de la portion dorsale ont été détruites simultanément. D'une autre part j'ai coupé, déchiré, tiraillé les nerfs de la huitième paire, et le cœur n'a pas cessé d'agir : les irrégularités qu'il a présentées ont été l'effet de la douleur, autant que de l'irritation du nerf, puisqu'on les remarque dans les mêmes expériences sur d'autres nerfs. J'ai en outre enlevé le cerveau, fait la décapitation à plusieurs cabiais : la respiration artificielle a toujours entretenu la circulation un certain temps. Cette expérience nous démontre encore pourquoi le fœtus acéphale a pu vivre neuf mois dans le sein de sa mère, sous la seule influence du système ganglionique, et meurt en naissant. Pendant la gestation, le sang arrive au fœtus avec les qualités requises pour servir à son accroissement ; la respiration lui est inutile. Après la naissance, il n'en est plus de même, la respiration devient de première nécessité, sans elle, la vie s'éteint ; et dans l'acéphale, cette fonction ne peut avoir lieu puisque les muscles respirateurs ne se contractent point ; le sang n'a pu acquérir, en traversant les poumons, les qualités nécessaires pour aller porter la nourriture et l'excitation à tous les organes ; la vie doit cesser, et cesse faute d'aliment. Je suis persuadé que si, au moment de la naissance d'un acéphale, on établissait la respiration artificielle, on entretiendrait la vie quelques instans.

De ces expériences, ne sommes-nous pas en droit de conclure, 1.° que le grand sympathique a une action directe sur les mouvemens du cœur, puisque la section des nerfs cardiaques les anéantit sur-le-champ et pour toujours; 2.° que le cerveau n'exerce aucune influence directe sur les mouvemens du cœur, puisqu'ils continuent après sa destruction; 3.° que la portion de moelle épinière qui correspond à la région inférieure du col agit sur les contractions du cœur, puisque sa destruction les paralyse de suite. — Si nous nous rappelons que les deux ganglions cervicaux, moyen et inférieur, fournissent presque exclusivement les nerfs cardiaques; que ces deux ganglions communiquent avec les quatre dernières paires cervicales et avec la première dorsale, il nous sera facile de concevoir pourquoi telle région de la moelle spinale réagit sur le cœur plutôt que telle autre, et pourquoi Legallois, en détruisant isolément les portions cervicale ou dorsale, a pu ranimer, quoique faiblement, la circulation qui d'abord avait été suspendue. Dans ce dernier cas, on voit que cette destruction partielle ne privait point les ganglions cervicaux de tous les nerfs spinaux, et que le cœur conservait de faibles relations avec la portion qui n'avait pas été détruite. S'il en est ainsi, dira-t-on, comment a-t-il pu se faire que des fœtus privés de tout le système cérébrorachidien aient pris un développement considérable, que leur cœur se soit contracté, ait entretenu la circulation dans toute son activité? L'absence de la moelle épinière n'aurait-elle pas dû le paralyser? Cette objection nous prouve d'abord deux choses: 1.° que le système nerveux des ganglions suffit pour donner l'impulsion au cœur; 2.° qu'avant la naissance, le système cérébrospinal n'est point encore entré en action, que son influence est nulle; qu'ainsi que l'a dit Bichat, la vie du fœtus est toute organique, et se trouve sous l'influence exclusive du système ganglionaire; elle n'est point encore compliquée de la vie animale, de la vie de relation: jusques-là, il n'a fait que croître et végéter, et il n'a eu besoin que des fonctions nécessaires à son développement. Au reste, dans les cas les mieux constatés d'absence complète du cerveau et de la moelle épinière, les nerfs qui en partent étaient intacts, et dans l'observation même de M. le Professeur Lallemant, leur extrémité venait aboutir à la surface des méninges rachidiennes. Les nerfs spinaux existaient donc, et de plus, ils traversaient les ganglions vertébraux dont les fonctions sont encore si peu connues, si peu étudiées. Or, les nerfs ne servent pas seulement à établir des communications; ils jouissent par eux-mêmes de la sensibilité et de l'irritabilité; ni l'une ni l'autre n'est perçue, mais elle n'en est pas moins réelle. Faites la section d'un nerf, interceptez sa communication avec le cerveau; un mois, un an après, mettez ce nerf à découvert, irritez-le avec la pointe d'un scalpel ou tout autre stimulant, et vous verrez s'agiter les muscles auxquels il va se distribuer. Ainsi il aurait suffi de cette existence des nerfs rachidiens pour fournir à un degré suffisant l'influence nerveuse rachidienne. Cela est si vrai, que les fœtus acéphales et sans moelle exécutent des mouvemens dans le sein maternel. L'action du nerf est la même, parce que c'est là sa fonction; mais elle est indépendante de l'influence cérébrale, de la volonté, parce que l'organe de cette fonction n'existe pas: elle est encore plus indépendante du système ganglionique, quoi qu'en aient dit quelques auteurs qui ont voulu lui assimiler les mouvemens des endormis, des hystériques, des apoplectiques, des asphyxiés, puisque le système ganglionaire reste le même après la naissance, et qu'alors tout mouvement cesse. — N'est-ce pas encore parce que les nerfs qui se distribuent au cœur conservent leur action jusques dans leurs dernières extrémités, qu'on voit le cœur se contracter, lorsqu'en l'arrachant de la poitrine on l'a isolé de tout le reste du corps ? ces mouvemens ne sont plus aussi réguliers que pendant la vie, mais ne faut-il pas en chercher la cause dans la destruction de l'appareil nécessaire à l'exécution de cette fonction, sans admettre gratuitement, avec un Physiologiste moderne, deux espèces de mouvemens? Ne savons-nous pas que l'exercice régulier d'une fonction nécessite l'intégrité de l'appareil qui est destiné à la remplir ? pourquoi donc vouloir une exception pour le cœur ?

Je ne chercherai point à réveiller ici les opinions de Haller sur l'irritabilité du cœur, de Sœmmering et de Scarpa sur la distribution des nerfs de cet organe. Ce que j'ai dit suffit à notre objet, et je passe outre.

Les *poumons* reçoivent leurs nerfs de deux sources: les uns viennent en grand nombre de la huitième paire cérébrale ou pneumo-gastrique ; les autres sont fournis par le trisplanchnique. Quelles sont les diverses opérations des poumons ? quelle est l'action de chaque espèce de nerfs dans chaque opération ? 1.° Les poumons croissent, se développent, se nourrissent comme tous les organes; comme pour tous, la nutrition s'y opère sous l'influence des nerfs ganglioniques. 2.° Ils sont le siége d'une double circulation capillaire : l'une fait partie du système capillaire général, et est liée à la grande circulation par l'artère et les veines bronchiques; l'autre constitue le système capillaire pulmonaire, dans lequel s'opère la transformation du sang noir en sang rouge. Ces deux sortes de capillaires reconnaissent les mêmes lois qui régissent tous les capillaires, sensation latente ou organique, et contraction capillaire : ils sont par conséquent sous la dépendance du système ganglionaire. 3.° Les poumons sont les organes, les agens de la respiration. Dans cette importante fonction, trois choses doivent fixer l'attention : ce sont le besoin de respirer, le mouvement mécanique de la respiration, et les changemens chimiques du sang. Le trisplanchnique a-t-il quelque influence sur ces actes divers ? — Le besoin de respirer se fait sentir aussitôt que l'animal a vu le jour : c'est à ce besoin, à cette sensation intérieure qu'est dû le mouvement alternatif de dilatation et de resserrement de la poitrine. Si ce besoin n'était pas senti, il n'y aurait point de réaction sur les muscles respirateurs, et la respiration n'aurait pas lieu. Si la poitrine continue à se mouvoir chez un animal à qui vous avez coupé les deux nerfs pneumo-gastriques, il ne faut point l'attribuer au besoin senti de respirer, mais à l'habitude que le système nerveux spinal a contractée de faire mouvoir les muscles respirateurs. En effet, plongez dans l'eau la tête d'un chien bien portant, ou interceptez de toute autre manière l'introduction de l'air dans ses poumons, vous le verrez s'agiter et se débattre jusqu'à ce qu'il soit asphyxié ou qu'il puisse respirer librement; faites-lui la section des deux pneumo-gastriques, après avoir préliminairement introduit une canule dans la trachée artère, il respirera, mais d'une respiration lente, faible, entrecoupée, et il ne mourra qu'au bout de plusieurs jours, dans un état d'asphyxie analogue à celle où l'animal serait privé d'air, et non à celle qui serait produite par un gaz non respirable : avant sa mort, interceptez l'introduction de l'air, il ne s'agite point pour respirer, et l'asphyxie a bientôt lieu. Le pneumo-gastrique est donc l'organe sensitif qui perçoit le besoin de respirer, en fait une sensation et la transmet au cerveau : le trisplanchnique n'y est pour rien, les mouvemens mécaniques sont dépendans des nerfs de l'appareil cérébrospinal, par conséquent volontaires. Ils sont volontaires! peut-on bien les regarder toujours comme tels? que de recherches à faire à cet égard! Elles appartiennent au système cérébrospinal, et nous écarteraient de notre sujet, puisque le grand sympathique leur est étranger. — Les changemens chimiques du sang dans les poumons sont encore peu ou point connus. Malgré les travaux des physiologistes et des chimistes modernes, on en est encore à savoir ce qui se passe dans cette métamorphose. Y a-t-il dégagement de gaz, de liquide, absorption de quelque principe liquide ou gazeux? Se passe-t-il intérieurement quelque mouvement vital spontané? quel est ce mouvement? Ces questions sont bien loin d'être résolues : mais nous pouvons apprécier sous quelle influence nerveuse l'opération s'exécute. Si la huitième paire était chargée de cette fonction, sa section devrait l'anéantir, et cependant le sang continue à se colorer en rouge dans son passage à travers les poumons, seulement on observe que la couleur rutilante est moins vive; cela tient à une lenteur plus grande dans la respiration : pour preuve, activez artificiellement cette fonction et vous verrez de suite le sang devenir plus rouge, plus vermeil. La huitième paire n'a donc pas une action réelle sur la coloration du sang, elle est du ressort du trisplanchnique, et cela devait être, parce que les changemens qu'elle opère, quels qu'ils soient, se passent dans les capillaires; ils sont analogues à ceux des sécrétions, ils rentrent dans les actes de la vie nutritive, de la vie soumise au système ganglionaire.

Ainsi la respiration nous offre le modèle d'une des fonctions les plus compliquées, puisqu'elle s'exécute par le concours simultané de deux systèmes nerveux : d'une part, il y a besoin de respirer, sensation perçue par le pneumo-gastrique et transmise à l'encéphale, qui réagit sur les muscles respirateurs ; cette double action est le plus souvent exécutée à l'insu du *sensorium commune*. D'autre part, nous trouvons des phénomènes chimiques indépendans de l'appareil cérébral et opérés sous l'influence des nerfs ganglioniques. Nous voyons dans cette fonction des nerfs de la vie de relation, qui ont cela de particulier, qu'ils sont presque indépendants d'un acte volontaire du cerveau, et ils ne sont pas les seuls; il y aurait à cet égard une étude à faire, et cette étude présenterait un grand intérêt.

L'analyse de l'action nerveuse sur l'*estomac* mérite une attention particulière, parce qu'elle n'a pas encore été bien appréciée. On a fait beaucoup d'expériences et aucune n'a atteint le véritable but. Comme au poumon, deux sortes de nerfs se rendent en grand nombre à l'estomac : ce sont le pneumo-gastrique, nerf de la vie de relation, et le plexus coronaire stomachique, provenant du grand plexus solaire. Les pneumo-gastriques, droit et gauche, se portent sur l'œsophage qu'ils accompagnent, en l'embrassant d'une foule de divisions et subdivisions, qui, par leurs anastomoses, imitent assez bien la disposition plexiforme des nerfs de la vie organique. Ils présentent même une augmentation de volume dans leurs rameaux anastomotiques, analogie qu'ils ont de plus avec les nerfs ganglionaires. Ils pénètrent avec l'œsophage dans la cavité abdominale, se distribuent en grande partie aux deux surfaces de l'estomac, et envoient de nombreux rameaux aux autres viscères de cette cavité et sur-tout aux intestins des régions supérieures. Le plexus stomachique vient du solaire, fourni par les ganglions sémilunaires, auxquels viennent aboutir les nerfs splanchniques supérieurs, dont les communications ont lieu au moyen des ganglions pectoraux avec les cinq ou six paires thorachiques moyennes.

Comme nous l'avons fait pour les poumons, nous examinerons quelles sont les opérations diverses de l'estomac, et quelle influence exerce sur elles chaque espèce de nerfs. La digestion se compose de la réunion d'une foule d'actions d'organes différens qui toutes concourent à un but unique. Les principaux actes émanent de l'estomac ; c'est lui qui est le centre de la digestion, qui en est le principal et le premier agent, et auquel se rapportent tous les autres. Aussi est-ce spécialement de lui que nous allons nous occuper. — Trois actes dépendent de l'estomac : 1.° le sentiment du besoin, l'appétition des alimens, la faim; 2.° l'action chimico-vitale des sucs ou liquides gastriques sur la masse alimentaire, ou la chymification; 3.° l'expulsion de cette masse ou chyme par l'action péristaltique ou antipéristaltique de l'estomac.

Le sentiment de la faim est une sensation. Elle ne dépend point de la vacuité de l'estomac, du frottement de ses papilles, du tiraillement du foie, etc. etc. : elle est une sensation nerveuse. Le besoin des alimens, de la nourriture se fait sentir, et cette sensation ne peut être transmise au cerveau que par les nerfs. Le sentiment de malaise qu'on éprouve dans la région épigastrique annonce que le siége en est là : le bien-être qui succède immédiatement à l'ingestion des alimens prouve que c'est l'estomac qui en est le siége, et que les autres phénoménes ne sont que sympathiques puisqu'ils se dissipent en même temps, avant même que la digestion soit commencée. Est-ce le pneumo-gastrique qui transmet la sensation? sont-ce les filets du trisplanchniques? Coupez la huitième paire à un chien, au-dessous de l'origine du récurrent, ou bien au-dessus, mais avec la précaution d'entretenir la respiration; laissez-le sans manger, vous ne le verrez point chercher les alimens, il ne manifeste plus la sensation du besoin : présentez-lui de la nourriture, il la mange, il est vrai, mais il n'en éprouve point la sensation dans l'estomac, il ne perçoit plus la satiété : l'estomac est plein, il mange et remplit aussi l'œsophage;

la déglutition ne peut plus avoir lieu et vous le voyez manger avec la même indifférence que lorsque l'estomac était vide : il a donc pris des alimens sans éprouver la faim, et il a mangé sans avoir senti, sans avoir perçu la satiété : chez lui ces deux modes de sentir sont éteints, parce que les nerfs qui en étaient les agens, étant coupés, ne peuvent plus percevoir ni transmettre d'impression. Les nerfs dont la section anéantit cette sensation, sont les pneumo-gastriques : les pneumo-gastriques sont donc les organes de la faim. — Dans la convalescence, après une maladie aiguë, l'estomac digère, et cependant l'individu a toujours faim ; c'est qu'alors tous les organes, tous les tissus amaigris demandent des matériaux réparateurs, les demandent à l'estomac qui est chargé de les leur envoyer, et y entretiennent la sensation perpétuelle du besoin, qui, dans ce cas, n'est que sympathique. Ce n'est pas la seule sensation que les pneumo-gastriques soient chargés de percevoir, ils jouent un rôle important dans les médications vomitives et purgatives. Ce sont eux qui reçoivent l'impression du médicament, et qui la transmettent à la fibre musculaire, laquelle se contracte selon le mode de sensation qui a été imprimée au nerf. En voulez-vous la preuve ? Donnez l'émétique à haute dose à un chien à qui vous aurez coupé les pneumo-gastriques ; l'estomac sera corrodé, désorganisé, et le vomissement n'aura pas lieu : faites-lui prendre les drastiques les plus violens, et vous n'obtiendrez pas plus d'effet. C'est pour cela que dans toutes les maladies où l'organe sensorial est profondément affecté, il faut doubler, tripler, quadrupler les doses des vomitifs et des purgatifs, et bien souvent pour ne pas même obtenir l'effet désiré. — Un autre fait digne de remarque, c'est que la noix vomique qui fait si rapidement développer les signes de l'empoisonnement, ne produit plus d'effet dès que les nerfs de la huitième paire sont coupés. Vous pouvez donner une dose double, triple du toxique, l'empoisonnement n'a plus lieu de prime abord, et lorsqu'il se manifeste, ce n'est que beaucoup plus tard et avec moins d'intensité, à moins que la dose ne soit très-forte. Il paraît, d'après cela, que le *strychnus* agit sur le système nerveux cérébral, puisque son action est nulle lorsque les nerfs avec lequels on le met en rapport sont coupés, et qu'il n'agit qu'après que son absorption l'a fait transporter jusqu'au cerveau.

La chymification consiste dans la transformation des alimens en une substance pultacée appelée chyme. Cette transubstantiation s'opère par le moyen de liqueurs qui pleuvent de toute la surface de l'estomac sur les alimens qui en remplissent la cavité. L'objet de nos recherches n'est point d'examiner ce qui se passe dans cette opération chimico-vitale; nous ne devons connaître que l'action des nerfs qui président à la formation des sucs nécessaires à cette conversion des alimens. Après la section des deux nerfs de la huitième paire, ingérez dans l'estomac d'un chien des alimens en petite quantité, ouvrez-le quelques heures après, vous trouverez la masse qu'ils forment imprégnée à sa surface des mêmes liqueurs que si l'animal n'eût éprouvé aucune opération; vous reconnaîtrez également la pâte chymeuse dans toutes les parties qui ont été assez imprégnées des sucs gastriques. Ainsi ces liqueurs, étant un produit d'exhalation ou de sécrétion folliculaire, ont besoin pour leur formation de l'action des nerfs ganglioniques.

Les alimens sont arrivés dans l'estomac, ils s'y sont pénétrés des sucs gastriques : cela ne suffit pas; il faut, pour le complément de la digestion, que la masse alimentaire soit agitée, pressée en différens sens par des mouvemens ondulatoires ou péristaltiques, qui fassent successivement présenter toutes ses parties à la surface interne de l'estomac, pour que la combinaison avec les sucs gastriques soit plus intime, et leur action, en quelque sorte, plus vitale, puisqu'ils sont versés au moment de leur formation. Il faut de plus, à mesure que la chymification s'opère, que ce mouvement expulse les alimens déjà digérés, chymifiés, pour faire place à d'autres. Or, ce mouvement de l'estomac est dû à la contraction des fibres musculaires étendues en membranes dans l'épaisseur de ses parois. Cette contraction est sous l'influence nerveuse, mais de quel nerf? Faites la section des nerfs pneumo-gastriques, car ils sont les seuls nerfs de l'estomac sur lesquels on puisse agir, vous paralysez cet organe. Faites manger l'animal, les alimens s'entassent dans l'estomac et n'en sortent plus : vous pouvez à volonté en remplir la cavité outre mesure; j'ai vu plusieurs fois les animaux manger encore, et avoir l'œsophage plein et distendu. Il ne faut pas prendre pour un vomissement la régurgitation qui a lieu alors : il n'y a de rejeté que ce qui occupait la partie supérieure de l'œsophage ou le pharynx; l'estomac ne se vide point. Il ne faut pas croire non plus que l'estomac ait chassé, dans le duodénum et les autres intestins, les alimens qu'on trouve dans leur intérieur : ils n'y sont arrivés que par une impulsion mécanique; ils ont été poussés de proche en proche par les dernières substances introduites de la même manière que cela aurait lieu dans un tube inerte : représentez-vous le charcutier entonnant sa viande découpée dans un long boyau, pour en faire des saucisses. — Souvent le vomissement a lieu au moment de la section, et même un peu après : ce phénomène ne dément point notre opinion sur l'action du pneumo-gastrique; il est analogue à la contraction d'un muscle dont on vient de couper le nerf; l'action de l'instrument, de l'air, ou des parties voisines et bientôt de l'inflammation peut, en l'irritant, déterminer ces contractions, mais alors elles sont irrégulières; elles ne sont plus dans le type normal de la fonction. Il est évident que l'estomac emprunte des nerfs de la huitième paire l'action nerveuse qui donne à son plan musculeux la faculté de se contracter : ce nerf est donc l'agent, le régulateur des fonctions de l'estomac.

J'ai essayé quelques expériences sur les nerfs ganglioniques; mais elles ne m'ont conduit à aucun résultat : j'ai tenté inutilement d'isoler et de couper le plexus coronaire stomachique, j'ai voulu en vain couper les deux nerfs splanchniques, les animaux sont morts entre mes mains ou peu après l'opération. J'ai détruit la moelle épinière au niveau et au-dessus des ganglions thorachiques qui fournissent le grand splanchnique, et qui reçoivent de cette portion leurs rameaux de communication; ces tentatives ne m'ont pas mieux réussi, ainsi elles sont nulles. Ce n'est que d'après les résultats que j'ai obtenus des expériences sur la huitième paire, qu'il a été possible de tirer quelques inductions qui, heureusement, sont de la plus haute importance, puisqu'elles nous ont appris que le pneumo-gastrique perçoit le besoin de la faim, et transmet à l'estomac sa faculté contractile, et que le nerf trisplanchnique ne fait que présider à l'exhalation et à la sécrétion des humeurs gastriques. Les expériences galvaniques de Humboldt et quelques autres physiciens, confirment aussi cette conséquence. Le galvanisme agit sur les muscles de la vie de relation, il agit de même sur les muscles des viscères dont les contractions ne diffèrent des précédentes qu'en ce qu'elles sont soustraites à l'influence de la volonté. En vain vous feriez traverser le fluide galvanique dans une glande, en vain vous l'y accumuleriez, en vain vous l'y feriez pénétrer de toutes les manières et par tous les moyens, jamais vous ne produirez aucun changement dans l'action de l'organe ; toujours la glande sera impassible, parce que le galvanisme n'a d'action que sur les organes de la vie de relation, et que ceux de la vie assimilatrice lui sont réfractaires. Voyez sur l'homme le galvanisme produire des étincelles, des éblouissemens, des douleurs vives et aiguës, des spasmes, des contractions, des vomissemens, des purgations, tandis que le végétal conserve son inaltérable tranquillité, et continue l'exercice régulier de ses fonctions au milieu des commotions les plus violentes.

Nous retrouvons, dans les *intestins*, la même disposition anatomique que dans l'estomac ; nous y retrouvons la même distribution des deux ordres de nerfs, le pneumo-gastrique, et les deux plexus mésentériques émanés du solaire. Leurs fonctions ne sont que la continuation de celles de l'estomac : aussi ce que nous avons dit des contractions de l'estomac et des sucs gastriques, s'applique entièrement aux contractions des intestins et aux sucs intestinaux. Nous n'avons de moins, dans ces derniers, que la sensation de la faim qui leur est étrangère : ils reçoivent à proportion un moins grand nombre de filets du pneumo-gastrique, et cela devait être, puisqu'ils ont une fonction de moins à remplir. A mesure que le canal intestinal s'approche de sa terminaison, il cesse de recevoir les rameaux de la huitième paire, qui sont remplacés par des rameaux des paires spinales. Les derniers agissent comme les précédens, en procédant à la contraction de la tunique musculeuse. Coupez la moelle épinière au milieu des vertèbres lombaires; en paralysant le train de derrière, vous paralysez aussi le rectum, et les matières stercorales s'amassent dans cet intestin. Voyez le malheureux qui, dans une chute, a eu, comme on dit, les reins cassés : sa moelle épinière, désorganisée, ne transmet plus d'influence aux membres abdominaux ni au rectum; vainement vous appliquez les vésicatoires, ils ne sont point sentis, ils ne déterminent aucun mouvement; vainement aussi vous administrez les lavemens les plus irritans, ils ne sollicitent point les évacuations alvines, et si quelquefois elles ont lieu, c'est, comme dans l'estomac, par excès de plénitude, ou bien c'est la contraction forcée des muscles abdominaux qui les expulse en pressant en tous sens.

La *vessie* présente la plus grande analogie avec le rectum. Elle reçoit ses nerfs des paires spinales sacrées et de la fin du trisplanchnique : aussi nous y trouvons nutrition, exhalation et sécrétion muqueuse pour ce dernier, et contractions musculaires pour les premiers, et de plus sensation du besoin d'uriner dès que la vessie est pleine. Lorsque, dans l'expérience précédente, nous avons paralysé le rectum, nous avons en même temps paralysé la vessie, et les urines, accumulées dans ce réservoir, le distendent largement, et finissent par le rompre, le déchirer, ou ne sortent que par regorgement; la sensation de la présence du liquide n'a plus lieu. Passez une sonde, l'élasticité du tissu fait revenir sur elle la vessie trop distendue, et l'urine coule; mais bientôt vous êtes obligé, pour l'évacuer en entier, de suppléer à l'action musculaire, en pressant avec la main sur la région hypogastrique.

L'*utérus*, organe singulier, réceptacle du produit de la conception, qui prend avec lui un accroissement de nutrition, et laisse alors développer la nature musculaire de son tissu propre, puise encore ses nerfs dans deux sources : les uns lui viennent du trisplanchnique, et les autres des paires sacrées. Il est difficile de faire des expériences positives sur ce viscère, cependant voici ce que j'ai observé : j'ai connu une dame atteinte de paraplégie, qui n'en est pas moins devenue enceinte; c'était une quatrième grossesse. Les trois premières avaient été très-naturelles; l'accouchement par le forceps devint nécessaire dans celle-ci : il n'y avait point de douleurs expulsives; la matrice, toujours assez ferme, ne se contractait point. — Je n'ai jamais pu réussir à faire accoupler les mâles avec les femelles dont j'avais paralysé le train de derrière. Après l'accouplement, j'ai produit cette paralysie par la section de la moelle épinière : plusieurs lapines ont succombé sans rien servir au but que je désirais : deux ont résisté assez long-temps pour laisser à leur gestation le temps de se développer, et ont succombé sans mettre bas. Chez plusieurs, j'ai voulu détruire la partie inférieure de la moelle épinière, et la mort a été trop prompte pour rien fournir à l'observation. Au moment du travail, j'ai coupé à deux cabiais femelles la moelle vers la partie inférieure, et les contractions ont été tellement ralenties, que la parturition n'a pas pu se faire : la mort n'a pas tardé non plus à venir s'opposer aux résultats désirés. Sur deux autres, j'ai coupé la moelle à une hauteur un peu considérable, pour comprendre dans la section tous les filets nerveux qui se rendent aux cornes de la matrice ; les contractions utérines ont subitement été arrêtées : l'état de souffrance de l'animal peut y avoir beaucoup contribué, mais, à coup sûr, il n'a pas tout fait ; j'ai vu bien des fois des plaies plus considérables sur d'autres parties ne les point arrêter ainsi. — Je connais un ancien garde-d'honneur qui est resté paralytique des membres inférieurs, par suite des dernières campagnes du gouvernement impérial : eh bien ! son infirmité ne l'a pas empêché d'avoir deux enfans. — Que conclure de ces faits ? 1.° Que les nerfs du système cérébrospinal n'ont aucune influence sur la génération, puisque deux paraplégiques, un homme et une femme, ont pu s'acquitter de leurs fonctions ; puisque des femelles ont pu, après la section de la moelle épinière, vivre assez pour laisser le fœtus se développer; 2.° que le système ganglionaire est seul chargé de cette fonction, quant au produit, et cela doit être, puisque nous ne voyons, de part et d'autre, que sécrétions, exhalations et nutrition augmentée; 3.° que le système de la vie animale a une action marquée sur les contractions de l'utérus, sur les fibres musculaires, puisqu'une femme qui accouche trois fois heureusement, ne le peut la quatrième, lorsqu'elle est paraplégique; puisque la section ou la désorganisation de la moelle spinale à sa partie inférieure, a toujours paralysé la matrice, tout en réagissant sur les autres systèmes de l'économie, qui en ressentent une influence mortelle.

Je me tais sur le foie, le pancréas, les reins; ce sont des organes sécréteurs, tenant par conséquent à la vie assimilatrice ou ganglionique. Leurs fonctions n'ont point été troublées au milieu de toutes les expériences précédentes; elles n'ont point été influencées par les nerfs cérébraux, qui effectivement n'en sont point les agens.

En réfléchissant à l'action des nerfs du système cérébrospinal dans les fonctions respiratoires et digestives, je ne puis m'empêcher de faire remarquer combien elle varie, et combien était fausse l'idée que donnait la dénomination de *nerfs volontaires* qu'on avait adaptée à tous les nerfs de ce système. Y a-t-il quelque chose de volontaire dans les contractions de l'estomac, des intestins, de la vessie? Voyez déjà le voile du palais, le larynx se mouvoir à l'infini, nous pouvons dire, à notre insu, puisque le plus souvent nous ne connaissons pas même ces organes. Nous avons déjà fait la même observation pour les muscles respirateurs. Il faut donc que les nerfs du cerveau n'agissent pas tous de la même manière. Sont-ils de structure différente ? Partent-ils de parties plus ou moins liées à la volonté, au *sensorium commune* ; ou bien dans leur trajet éprouvent-ils des changemens capables de les modifier ? Je pencherais pour cette dernière manière de voir, au moins pour quelques nerfs : nous voyons en effet le pneumo-gastrique former sur l'œsophage un plexus presque ganglionaire ; et les nerfs sacrés se diviser à l'infini dans les plexus hypo-gastriques. Je borne là cette remarque, attendu que je n'ai pas fait sur ce sujet les recherches intéressantes dont il est susceptible. Je rappellerai cependant que déjà on a dit avec beaucoup de sagesse du pneumo-gastrique, qu'il unissait la vie nutritive à la vie de relation.

Une vaste carrière nous reste à parcourir : c'est l'étude des passions, leur siége, leurs effets physiologiques, et le rôle que joue le trisplanchnique dans la marche de leurs phénomènes. Que n'a-t-on pas dit sur ce chapitre, et à quelles opinions contradictoires ne s'est-on pas laissé entraîner ? Les effets des passions sont en général connus, parce qu'ils se reproduisent à chaque instant ; mais ils sont si multipliés et si variés, qu'ils ont conduit à des données fausses et à des explications hasardeuses la plupart de ceux qui ont voulu dévoiler l'enchaînement de leurs phénomènes, et assigner un siége à la passion. Je n'ai point l'intention d'exposer chacune des opinions pour la réfuter après : ce travail qui nécessiterait des volumes serait déplacé dans un mémoire. Sans m'engager dans ce dédale des erreurs de l'imagination et de la faiblesse humaine, je me contenterai de faire une exposition succinte des faits observés, et d'examiner si le trisplanchnique peut y prendre part et comment; toutefois, loin de moi la prétention de croire mieux faire que les autres!

Toutes les passions, sans exception, sont l'effet d'un objet extérieur. Cet objet n'a pu les déterminer qu'en agissant sur les sens, parce qu'ils sont la seule voie qui lui soit ouverte; et les sens ne peuvent transmettre les impressions qu'ils reçoivent qu'au seul encéphale: ce viscère est donc l'aboutissant, le siége des passions; c'est de lui qu'émanent tous les autres phénomènes; c'est de sa réaction sur toute l'économie que résulte la part que chaque organe y prend. Quelque spécieuses que soient les raisons dont on s'est appuyé pour placer le siége des passions ailleurs que dans le cerveau, elles n'ont jamais conduit qu'à l'erreur. C'est ainsi que Bichat s'est égaré, et que, malgré les efforts de son génie, il n'a point convaincu, et n'a pu que répandre le charme de la diction sur cette partie de ses ouvrages, parce que, au lieu de chercher la vérité, il est entré dans la carrière avec une idée préconçue et qu'il a tout rapporté à cette idée favorite.

Portez vos regards sur les classes inférieures des êtres organisés, vous verrez les facultés intellectuelles diminuer, les organes des sens disparaître, et avec eux les passions. Accorderez-vous quelques-uns de ces états violens de l'âme à cet informe zoophyte qui n'a d'autre occupation que de prendre les alimens qui se présentent et de les digérer? L'immobile végétal vous semblera-t-il susceptible de quelque passion ? Mais, sans descendre à ce dernier échelon, prenez au premier un malheureux privé de l'usage des yeux et des oreilles, et vous aurez un être réduit à la triste condition du lourd zoophyte ; comme lui il n'aura d'autre affection, d'autre passion que celle de boire et de manger..... Cependant sa structure est la même que celle de l'homme le plus passionné ; ce n'est donc pas le foie, le cœur, l'estomac, le centre phrénique, etc. qui est le siége des passions. Mais, dira-t-on, le cerveau est aussi bien organisé chez ce malheureux que chez celui qui jouit de tous ses sens, ce n'est donc pas non plus le cerveau qui est le siége recherché. Cette objection pourrait nous conduire à placer le siége des passions dans les organes mêmes des sens, si nous ne savions que ces organes ne sont que les agens du cerveau : leur fonction est passive ; ils ne font que lui transmettre les impressions qu'ils ont reçues, et se trouvent placés à la circonférence, comme des sentinelles destinées à l'avertir de tout ce qui les concerne chacun selon son emploi. Si l'organe était le siége de la passion, la passion devrait s'éteindre avec la destruction de l'organe, et cependant il n'en est rien : un organe disparaît et la passion reste. Voyez ce jeune homme promener avec délices ses regards sur la beauté qui fait l'ornement d'une soirée ; il la voit pour la première fois ; il ne lui adresse pas même la parole, et cependant il se retire livré à toutes les fureurs de la passion la plus violente. C'est par les yeux que s'est introduit le poison fatal, les yeux seuls devraient être le siége de l'amour. Eh bien ! qu'un accident fasse perdre la vue à cet infortuné, qu'on soit obligé de lui extirper les deux yeux, cessera-t-il d'aimer ? Non. Les yeux ont vu, mais la sensation a été perçue, et l'organe percevant est devenu celui de la passion.

Avant de chercher comment, dans les passions, le cerveau réagit sur les viscères et y détermine les phénomènes qu'on observe, et comment les viscères réagissent à leur tour sur le cerveau, pour modifier les passions et leur donner une teinte particulière, il était essentiel d'établir que le cerveau est le siége direct et unique des passions. Le peu de considérations dans lesquelles je suis entré suffit à cet effet : si l'on veut un plus grand nombre de preuves, je laisse recourir aux auteurs qui ont fait de cet objet une étude spéciale et qui l'ont approfondi dans leurs écrits ; ainsi, lorsque dans la violence des passions nous verrons la circulation s'accélérer, se suspendre ou se ralentir, l'ictère se développer, le vomissement avoir lieu, une sensation pénible ou agréable se fixer dans la région épigastrique, etc., nous ne dirons plus que le cœur, le foie, l'estomac, la région précordiale sont le siége de ces passions, parce que ces phénomènes ne sont que secondaires ou sympathiques. Le cerveau a été influencé, les autres organes le sont consécutivement, et ils le sont sous la dépendance du cerveau.

Les communications plus ou moins directes que nous avons vu exister entre le cerveau et les principaux viscères pectoraux et abdominaux, nous indiquent qu'elles seront elles-mêmes le moyen de transmission du premier organe aux autres. Un homme entre en fureur : l'économie entière partage l'état violent où il se trouve ;

les fonctions intellectuelles sont bouleversées, la sensibilité a été exaspérée, les idées sont concentrées sur un seul point, et la moindre impression sur les sens devient cause d'une exaltation plus grande; les muscles se contractent avec force et semblent dans un état convulsif, ils ont doublé d'énergie : les organes intérieurs, destinés aux fonctions assimilatrices, ne restent point étrangers à cet état d'exagération; le cœur précipite ses contractions, accélère la circulation et envoie plus de sang aux organes; la figure se colore, s'anime; les yeux s'injectent, deviennent brillans; le cerveau s'engorge, et souvent un épanchement apoplectique vient terminer cette scène terrible et dégoûtante; plus de sang se présente aux organes sécréteurs et sollicite de plus abondantes sécrétions; la salive coule, la peau se couvre de sueur, etc.; la circulation accélérée envoie plus de sang aux poumons, le besoin de respirer devient plus grand, pour une plus grande hématose, et la respiration est accélérée; le vomissement a lieu, tantôt par stimulation directe, le plus souvent par indigestion, l'action de l'estomac étant suspendue par le trouble général. — Prenez toutes les passions les unes après les autres, vous les verrez toutes réagir sur les organes de la vie de relation et sur les organes de la vie nutritive. L'effet varie selon la passion, mais le mode de transmission reste le même. Ainsi, que ce soit le cœur, l'estomac, le foie, qui soit le siége principal des phénomènes de réaction, le point de départ est toujours dans le cerveau; c'est lui qui, modifié le premier, modifie à son tour les autres organes. Nous avons vu le cœur recevoir le principe de ses mouvemens, l'action nerveuse, par les nerfs cardiaques, et de la partie inférieure cervicale et supérieure dorsale de la moelle épinière; c'est par eux aussi que le cerveau lui transmet l'impression qu'il a reçue, et modifie ses contractions. — Le nerf pneumo-gastrique porte à l'estomac et aux intestins la faculté de se contracter; c'est par lui que ces organes reçoivent du cerveau des modes différens d'excitabilité, selon qu'il est lui-même diversement affecté. — La vessie, le rectum, la matrice même, ne sont pas à l'abri de l'influence des passions; une émotion vive, un sentiment de pudeur, suspendent les évacuations, arrêtent les contractions utérines; la frayeur ou une joie excessive provoquent souvent l'avortement et des déjections involontaires: leur tissu contractile musculaire doit, pour se contracter, jouir de l'influence du système cérébrospinal, transmise par les nerfs sacrés; c'est donc par les nerfs sacrés que ce tissu est différemment excité, selon que la passion elle-même a modifié l'état du cerveau.

Le cerveau exerce sur tous les organes musculeux une influence qui n'est point douteuse, nous l'avons prouvé, et, s'il en était besoin, les passions viendraient ajouter aux preuves que nous avons données. Mais comment se fait-il que le cerveau, organe des volitions, agisse sur eux sans la participation de sa volonté, bien mieux, qu'il ne puisse pas même arrêter l'effet de la passion, tandis qu'il maîtrise les organes de la vie de relation? Voyez le courtisan dévorer un affront: vous le croyez impassible, parce qu'à force d'étude il s'est accoutumé à réprimer le mouvement de ses yeux, de ses membres; mais portez la main sur son cœur, et des battemens tumultueux trahiront la feinte tranquillité qu'il veut affecter : sa volonté n'a rien pu sur les viscères profonds, ils ont ressenti malgré lui l'influence de la passion. Faut-il admettre que tous les nerfs cérébraux ne sont pas sous l'influence du *sensorium commune ?* Il le faut, puisque cela est : mais, à cet égard, il est une remarque à faire, c'est que tous les nerfs cérébraux, qui se rendent directement du cerveau à leur destination, sont les agens de transmission de la volonté : tous les nerfs au contraire qui, avant de se distribuer à leurs organes, se perdent dans quelques ganglions, ou dans les plexus remarquables par leurs nombreuses divisions et la ténuité de leurs filets, ou par les renflemens ganglioniques qui s'y remarquent, ne transmettent jamais la puissance volontaire. Les ganglions et les plexus filamenteux ont donc la propriéte d'ôter aux nerfs cérébraux une partie de leurs fonctions, la transmission de la volonté. Comment cela se fait-il? Voilà le difficile, disons mieux, l'impossible. Contentons-nous du fait : il est assez important par lui-même, puisqu'il est la clef d'une foule d'explications qu'on ne pouvait donner sans lui; et abandonnons la recherche de cette cause première, qui d'ailleurs n'aboutirait à rien.

De ce que les ganglions modifient l'action nerveuse du cerveau, faut-il en conclure que le trisplanchnique n'est point un nerf indépendant, et que chaque ganglion n'est qu'un organe modificateur du nerf cérébral? Cette opinion de Scarpa n'est pas et ne peut pas être la nôtre, puisque déjà nous avons vu le système ganglionaire exister seul, tout seul dans la plupart des êtres organisés ; puisque dans ceux où il est associé à un autre système nerveux, nous l'avons vu opérer ses fonctions indépendamment de ce système, et ne se combiner, ne s'associer à lui que lorsqu'une fonction assimilatrice avait subi de grandes modifications pour s'adapter à la nouvelle manière d'être de l'individu : c'est de cette association que dépend l'harmonie, l'accord, la régularité des fonctions, que résulte le *consensus* d'Hippocrate. Aussi remarquez bien que le système cérébral n'a d'influence, réellement indépendante de la volonté, que sur les organes ou appareils d'organes qui manquent dans les êtres organisés les plus simples, dans les végétaux.

Nous sommes arrivés à la connaissance de l'action du cerveau sur le cœur, le canal alimentaire, la vessie et la matrice, et à établir son mode de communication avec ces viscères. Ce n'est pas tout : le cerveau réagit encore, dans les passions, sur les organes sécréteurs. Voyez, dans le chagrin, les larmes couler ; dans la colère, la salive s'épancher en écume ; dans les émotions vives, des vomissemens bilieux avoir lieu, l'ictère se développer ; dans les affections tristes et prolongées, les engorgemens se former dans le foie. Quelle est l'action du cerveau sur tous ces phénomènes ? Ou bien il agit directement au moyen de ses agens naturels, les nerfs ; ou il n'agit que par réflexion, c'est-à-dire, qu'ayant agi sur un organe, celui-ci réagit à son tour sur l'organe sécréteur ; ou bien enfin il agit de ces deux manières à la fois. Nous ne pouvons pas douter que le cerveau n'exerce une action directe sur les organes glanduleux, attendu que nous le voyons envoyer à tous des nerfs de sa dépendance. Les glandes lacrymales et les salivaires reçoivent de nombreux rameaux de la 5.e paire ; le foie et les reins, mais sur-tout le foie, reçoivent des filets de la paire vague. Cela nous explique comment le cerveau agit sur ces organes, et, en modifiant leur sensibilité, les dispose à sécréter, dans un moment plutôt que dans un autre, une plus grande quantité de fluide. — Nous avons vu d'un autre côté que, dans les passions violentes, la circulation accélérée faisait abonder plus de sang à tous les organes, et que chacun, stimulé davantage et agissant sur plus de matériaux, devait travailler, devait sécréter davantage. Cependant cette dernière cause ne peut pas être la seule, parce que la circulation pousse le sang également à tous les organes, et que toutes les sécrétions devraient être augmentées, ce qui n'a pas lieu, puisque les larmes, la salive, ou la bile coulent chacune dans une passion déterminée. Il faut donc qu'une cause première, qu'une cause déterminante vienne modifier l'action de l'organe ; or, cette cause est toute entière dans le cerveau. Mais pourquoi agit-il sur tel organe plutôt que sur tel autre? Pourquoi ? Je l'ignore.

Toutes les passions n'accélèrent pas la circulation ; il en est au contraire qui la ralentissent, telles sont les passions tristes : leur action devrait être nulle ou bien différente, et cependant nous les voyons produire des effets, moins prompts il est vrai, mais aussi réels et souvent plus dangereux que ceux qui sont occasionnés par les passions violentes. L'influence du cerveau sur le poumon et sur le cœur, d'une part, a ralenti la respiration, et de l'autre, a diminué l'action contractile du cœur. La même quantité de sang arrive au ventricule droit, parce que les capillaires n'ont rien perdu de leur énergie : le ventricule se contracte avec moins de force sur une plus grande somme de liquide ; il en retient une partie, et celle qui est chassée, ne trouvant pas les conditions nécessaires pour sa transformation en sang rouge, ne traverse que difficilement les poumons, et reflue vers les cavités droites : de là, accumulation du sang dans ces cavités, et, de proche en proche, dans les gros troncs veineux jusqu'aux organes voisins ; de là, engouement dans les capillaires ; de là, enfin, la source de ces engorgemens si fréquens du foie et des autres parties voisines.

Les nerfs que nous avons vu établir une communication plus ou moins directe entre le cerveau et les viscères, et qui nous ont servi à expliquer comment il réagissait sur eux, sont aussi les moyens à l'aide desquels les viscères réagissent sur le cerveau. En santé nous voyons le développement considérable du cœur, du poumon, de l'estomac, du foie apporter des modifications dépendantes de l'organe prédominant, et constituer autant d'idiosyncrasies bien distinctes. En pathologie, les maladies du cœur, des poumons, de l'estomac, du foie impriment aussi aux idées un caractère particulier bien facile à reconnaître. L'estomac est de tous les viscères celui qui entretient avec l'encéphale les relations les plus intimes, au point que souvent les maladies de l'un simulent les maladies de l'autre et en imposent. Cela n'a rien d'étonnant, lorsqu'on envisage que la 8.e paire se distribue presqu'en entier à l'estomac, et qu'elle part de la partie centrale ou plutôt de l'origine des fibres du cerveau.

Ce que nous avons dit jusqu'à présent nous démontre l'existence de deux systèmes nerveux : l'un présidant aux fonctions assimilatrices, l'autre aux fonctions de relations : l'un existant seul dans les végétaux, parce que la vie assimilatrice seule leur est nécessaire ; l'autre se trouvant toujours combiné, associé au premier dans les animaux, parce que la vie de relation, quelque parfaite qu'elle soit, ne peut exister sans la vie de nutrition ; pour exercer leurs fonctions, les organes ont besoin de se nourrir. Plus la vie de relation acquiert de supériorité et élève l'animal, plus elle nécessite de nouvelles fonctions pour la vie de nutrition ; plus aussi les deux systèmes nerveux se compliquent. Aussi les fonctions nouvelles qui manquent aux êtres organisés simples, parce qu'elles leur sont inutiles, sont-elles sous la double influence des deux systèmes nerveux, ainsi que l'anatomie et les expériences nous l'ont démontré. On conçoit aisément l'influence cérébrale des organes, tels que l'estomac, les poumons, les intestins, la vessie, qui reçoivent directement des nerfs du système cérebrospinal : on se demande seulement pourquoi certains nerfs de la vie animale sont soumis aux volitions du cerveau, tandis que d'autres leur sont soustraits. Quant aux organes qui ne reçoivent que des nerfs du système ganglionaire, et qui, ainsi que nous l'avons vu pour le cœur, n'en sont pas moins influencés par le système cérébrospinal, faut-il admettre que les nerfs cérébraux vont eux-mêmes se rendre au cœur après avoir traversé les ganglions cervicaux, d'où ils sortent sous le nom de nerfs cardiaques? Cela n'est point nécessaire, et voici ce que je pense à cet égard. 1.° Il est certains nerfs ganglioniques qui se rapprochent plus que les autres de la structure des nerfs cérébraux, et les nerfs cardiaques sont de ce genre; eh bien! ces nerfs conservent une action qui se rapproche davantage de celle des nerfs cérébraux. 2.° Les rameaux spinaux de communication viennent se perdre dans les ganglions, et s'abouchent avec les filets qui en sortent; mais ce ne sont point les mêmes nerfs, puisqu'il n'y a pas identité de structure. 3.° Les nerfs ganglionaires puisent dans les ganglions le principe de leur action, comme les nerfs cérébraux le puisent dans le cerveau et la moelle épinière. 4.° Ils rapportent aux ganglions les sensations qu'ils ont reçues, et comme le ganglion n'est point un organe intellectuel, il n'y a ni volition pour les actes de départ, ni sensation perçue pour les actes de retour. 5.° Les rameaux spinaux qui se rendent aux ganglions, d'une part, y apportent une influence, un principe de volition qui est saisi, élaboré, modifié par ces corps nerveux, et transmis ainsi régénéré à ses nerfs particuliers. D'autre part, ils y puisent de véritables sensations : c'est dans les ganglions, et non dans les organes, que le cerveau va chercher la sensation que les nerfs ganglioniques y ont apportée. Parcourez tous les organes des cavités splanchniques : observez-les dans leurs maladies, et vous les verrez donner deux sensations, l'une locale, et l'autre éloignée, qu'on appelle sympathique, et qui cessera bientôt de nous paraître telle. La première est perçue directement par le cerveau, au moyen des nerfs émanés de lui et qui se rendent aux divers organes, et sur-tout au moyen de la huitième paire : c'est ainsi que la cardite fait éprouver une douleur pongitive dans la région précordiale, que la pneumonie cause un point de côté, que la gastrite rend l'épigastre douloureux, que les coliques, etc. etc., la douleur éloignée est transmise par les nerfs ganglionaires aux ganglions d'où ils ont pris naissance, et c'est là que l'encéphale vient en puiser la sensation au moyen de ses rameaux de communication. Voyez, dans la plupart des maladies du poumon, dans celles sur-tout qui affectent la structure de cet organe, voyez, dis-je, la douleur devenir insupportable au dos, parce que les nerfs ganglionaires des poumons y puisent cette douleur, et la transportent aux ganglions thorachiques qui les ont fournis. Voyez l'estomac transmettre par les splanchniques les douleurs au dos, et le foie sur-tout faire éprouver dans ses inflammations, une douleur vers l'épaule droite qui n'est puisée là par les nerfs cérébraux, que dans les ganglions où se rendent les filets supérieurs du grand splanchnique du côté droit. Voyez au moment de l'accouchement la pauvre patiente rapporter ses douleurs, tantôt au globe utérin, et bien souvent aux reins ou croupion : quoique ces deux régions ne souffrent réellement point, elles sont cependant le siége de la douleur, parce que les nerfs ganglionaires de l'utérus en ont apporté la sensation aux ganglions sacrés, et que c'est là que viennent la chercher les nerfs cérébraux. Cette douleur éloignée n'est donc pas plus sympathique que celle qui se fait sentir dans l'organe même, puisqu'elle est le résultat de la fonction combinée des deux systèmes nerveux, et qu'il est établi en physiologie, que tout phénomène qui se développe selon le système normal des fonctions, n'est point sympathique. Espérons que peu-à-peu on rectifiera le langage physiologique et médical, et que des observations bien faites nous dévoileront tous les jours quelques-uns des secrets de la nature réputés encore impénétrables.

La remarque relative à la douleur puisée dans les ganglions est si vraie, que depuis quelques années je m'accoutume à reconnaître l'organe malade par le siége de la douleur rachidienne, lorsqu'elle existe, et j'obtiens des résultats on ne peut plus satisfaisans. Je suis persuadé qu'on arrivera à des données plus positives, si l'on peut suivre les filets nerveux qu'envoie chaque ganglion jusqu'aux organes. Cette étude nous donnerait bien vite une classe de symptômes de plus, pour reconnaître les organes malades, au lieu qu'en tâtonnant comme je fais, je m'y prends de manière à mettre bien du temps pour arriver à mon but. Je sens que j'aurais pu donner beaucoup plus de développement à ces idées; je me contente aujourd'hui de les avoir indiquées, remettant à une autre époque de plus amples détails.

Un physiologiste moderne, M. Lobstein, vient de réveiller, pour le trisplanchnique, l'opinion de Reil sur une atmosphère nerveuse, développant autour des nerfs, et à une certaine distance, les principes de vie et de sensibilité. Cette opinion, que partagèrent Dumas et M. Humboldt, est trop contraire à toutes les lois de la saine physiologie pour mériter une sérieuse réfu-

Je n'essaie point ici d'établir le parallèle entre l'action des nerfs ganglionaires et des nerfs cérébraux; je ne pourrais que répéter ce qu'a dit l'immortel Bichat, en établissant les différences des deux vies : ainsi je renvoie à ses ouvrages pour ce qui regarde la durée, la permanence d'action, etc.

Un coup-d'œil rapide sur les maladies du système ganglionaire, complètera nos réflexions sur ses fonctions.

La simplicité de leur structure, et par conséquent de leurs fonctions, expose les végétaux à un moins grand nombre de maladies; mais elle ne les en dispense pas. Aussi nous observons sur eux les plaies, les inflammations, les ulcères, les sphacèles, et une foule de végétations, d'excroissances, de tumeurs. Or, dans toutes ces maladies, les seules fonctions du système ganglionaire, ou, pour parler le langage de Bichat, les propriétés vitales de la vie organique sont mises en jeu; mais comme nous avons vu que ces propriétés étaient des actes ou des fonctions de ce système, nous ne dirons plus que l'inflammation consiste dans une augmentation des propriétés vitales organiques, mais qu'elle est un accroissement d'action du système ganglionaire et des capillaires. Examinons la plaie d'un végétal, et nous y verrons tous les phénomènes que nous trouvons dans la plaie d'un animal, moins ceux qui tiennent à la lésion des nerfs et autres organes de la vie de relation. Ces phénomènes sont, écoulement de liquide plus ou moins considérable selon la saison et la partie incisée; gonflement inflammatoire des bords de la division, et le plus souvent, réunion immédiate;

quelquefois cependant, guérison par ulcération. Eh bien! dans tous ces cas, nous voyons la sensation ganglionique mise en jeu, et par sa réaction, la contraction des capillaires augmentée ou modifiée selon qu'il s'agit d'exhaler plus de liquides, ou de les élaborer pour de nouveaux produits. Dans l'inflammation, dans les ulcères, dans le sphacèle, c'est aux mêmes fonctions ganglioniques que sont dus les phénomènes dont s'accompagnent ces maladies. Nous avons vu, d'une autre part, que toute espèce de développement ou d'accroissement organique dépendait de la nutrition, et que la nutrition était essentiellement liée à ces deux actions, sensation des matériaux avec lesquels la partie est en contact, et réaction sur ces matériaux, pour les écarter, les modifier, les transformer ou les faire circuler. Il serait absurde d'aller chercher toute autre explication des phénomènes des excroissances : de quelque nature qu'elles soient, toutes se développent et se nourrissent de la même manière ; tout accidentel que soit le nouveau tissu qu'elles présentent, il ne suit point d'autres lois que les lois connues de la nutrition et de l'accroissement.

Si, dans les végétaux, le système nerveux ganglionaire préside aux phénomènes de l'inflammation et de toutes ses variétés ; s'il est l'agent des ulcérations ; s'il détermine les vices de nutrition qui produisent les développemens contre nature, les excroissances, les tissus accidentels ou de nouvelle formation, il est évident que c'est lui aussi qui préside aux phénomènes des mêmes maladies dans les animaux. Les mêmes effets partent des mêmes causes. Ainsi les nombreuses variétés de l'inflammation, les modes différens de terminaison qu'elle affecte, les dégénérescences multipliées auxquelles elle donne lieu, sont l'effet du trisplanchnique. Ainsi les tumeurs, excroissances, végétations; ainsi les tissus accidentels, les nouveaux produits organiques vivent par le trisplanchnique. Si l'on objecte que, dans les animaux, l'inflammation et ses variétés s'accompagnent de douleur, et que, suivant l'organe malade, il survient difficulté de respirer, palpitations, syncopes, vomissemens, etc., il est facile de répondre que ces phénomènes ne sont point essentiels à la maladie, puisqu'elle peut exister et existe souvent sans eux; ils sont l'effet de la sensation que perçoit le nerf cérébral qui se distribue dans l'organe. Cela est si vrai, que le système cérébrospinal ne perçoit bien des fois la douleur ou la sensation d'un organe souffrant, que dans les ganglions où les nerfs ganglionaires ont apporté la conscience de cette douleur. Quant au trouble des fonctions de l'organe enflammé, il est inutile de s'arrêter à prouver qu'un organe malade ne peut plus remplir convenablement ses fonctions, que ses actes sont viciés comme sa manière d'être, et qu'on ne peut plus en attendre d'action régulière. — Ainsi l'épine vanhelmontaine n'est point telle que l'ont conçue quelques Médecins physiologistes. Ce n'est point parce que l'irritation porte sur les nerfs cérébraux que l'inflammation se développe; elle peut s'en passer et n'en être pas moins intense, de même que l'irritation excessive d'un nerf cérébral est souvent insuffisante pour la produire. La phlegmasie a lieu parce que l'irritation a porté sur les nerfs ganglionaires, que ceux-ci ont réagi

6..

sur la contraction moléculaire ou des capillaires, et que des modifications apportées dans leur action, résulte la maladie. Cependant, gardons-nous de nier toute influence du système cérébral; chaque jour l'expérience viendrait nous démentir, en nous montrant les inflammations, tantôt aggravées, tantôt soulagées et même dissipées par les états divers de l'encéphale, en nous mettant à chaque instant sous les yeux des exemples de l'empire du moral sur le physique; mais cette influence n'est qu'accessoire, elle ne détruit point le principe que nous avons établi.

Je devrais parler ici de l'action des dérivatifs et des révulsifs; mais c'est une matière si souvent traitée, que je la crois épuisée : on a expérimenté et écrit tout ce qu'il est possible d'expérimenter et d'écrire pour et contre. Je me contenterai de dire que le corps irritant, à l'aide duquel on veut opérer la dérivation ou la révulsion, est une épine vanhelmontaine qui détermine une nouvelle fluxion au détriment de celle qui préexistait. Il agit toujours sur la sensation ganglionique, et par elle produit la fluxion. Ce n'est donc point le système cérébral que l'on veut irriter, lorsqu'on a une inflammation, un engorgement à combattre; c'est le système ganglionaire. Il n'est pas de praticien qui ne sache distinguer les cas où il doit produire une révulsion sans irritation cérébrale, de ceux où il doit produire cette irritation : il emploie la première lorsque le système cérébral n'est pour rien dans la maladie, et la seconde lorsque ce système est compris dans le cercle des organes affectés, ou qu'il constitue à lui seul la maladie. Un exemple rendra ceci plus sensible. Dans une ophthalmie aiguë et accompagnée de douleurs atroces, vous secondez l'emploi des antiphlogistiques par tout l'appareil des révulsifs les plus énergiques, pédiluves chauds et fortement sinapisés, moutarde, lavemens purgatifs, vésicatoires. Dans une ophthalmie chronique, au contraire, vous n'opérez plus la révulsion par les irritans, mais par les exutoires indolens; vous passez une mèche derrière le col, vous établissez un cautère au bras, parce que vous ne voulez plus agir sur la sensation cérébrale, mais sur la sensation ganglionique, qui seule est malade. Cette différence dans la nature des révulsifs à employer, nous explique les fréquentes inconséquences qui se commettent tous les jours auprès des malades, les contresens-pratiques sur lesquels le véritable médecin est obligé de gémir.

Comme les animaux ne sont pas réduits à une existence aussi simple que les végétaux, que de nouveaux systèmes, de nouveaux appareils sont ajoutés aux organes existans, pour de nouvelles fonctions, pour une nouvelle vie, leurs maladies ne sont point limitées à celles des végétaux, parce qu'aucun système, aucun appareil nerveux n'a, en se formant, reçu le privilége d'une santé inaltérable : chacun peut être malade, et l'être à sa manière. Cependant, comme la plupart des fonctions surajoutées empruntent l'action du système ganglionaire, leurs organes présentent les mêmes maladies; d'autre part, comme toutes les fonctions de la vie de relation roulent sur la sensation des nerfs cérébraux et sur la contraction des muscles, il en résulte que les maladies propres aux animaux dépendent entièrement de ces deux systèmes. Voilà donc deux nouveaux genres de maladies, maladies de l'appareil cérébral , maladies de l'appareil locomoteur ; encore pourrait-on les réduire à un seul, puisque les muscles sont sous la dépendance directe du cerveau. Suivant que la cause morbide portera ses effets sur les nerfs ou sur l'encéphale, et suivant le mode d'action qu'elle déterminera, nous aurons augmentation, diminution, suspension ou perversion des fonctions cérébrales ou nerveuses. A cette classe se rapportent toutes les vésanies et les névroses ; nous ne faisons point difficulté d'y comprendre les convulsions, scélotyrbe, tétanos, paralysies, quoique ces affections se manifestent par des lésions musculaires. Les névralgies, quel qu'en soit le siége, et les affections comateuses, épilepsie, apoplexie, etc., seront au premier rang. Quoiqu'il y ait des praticiens qui placent encore le siége de la mélancolie, de l'hystérie, des *vapeurs*, dans des organes bien différens du cerveau, je n'entreprendrai point de démontrer, par de longs raisonnemens, l'absurdité (disons le mot) de ces opinions : je ferai seulement observer que, quelque puissante que soit l'influence de certains organes sur le développement de quelques névroses, ils ne sont que cause déterminante, et le cerveau influencé devient le siége de la maladie : *Nemo dat quod non habet.* — Une opinion qui a pris de la consistance, et sur laquelle Bichat, l'un des premiers, avait éveillé l'attention sans rien décider, c'est que le système nerveux ganglionaire joue un grand rôle dans les affections spasmodiques internes, et sur-tout dans ce qu'on appelle les maux de nerfs, l'hystérie, la mélancolie et l'hypocondrie. Rendons justice aux médecins qui ont embrassé cette opinion; beaucoup de faits parlent en sa faveur: leur erreur est excusable, à une époque sur-tout où il était impossible de mieux expliquer ces faits. On a été conduit à regarder le système ganglionique comme l'auteur de ces phénomènes, parce qu'on voit des spasmes intérieurs commencer ou compliquer la scène d'une crise nerveuse ou accès hystérique. Le cœur s'agite, suspend ou ralentit ses contractions; l'appétit se perd, des vomissemens ont lieu, des engorgemens se développent dans les viscères abdominaux, une sensation pénible se fait sentir dans les régions profondes du tronc, et parfois un corps globuleux semble s'élever avec rapidité des régions abdominales au col, et y produire la strangulation. Ces phénomènes, difficiles alors à expliquer, deviennent de la plus grande simplicité, et leur explication découle naturellement de tout ce que nous avons dit. Nous savons déjà comment le cœur, l'estomac et les intestins reçoivent, par les nerfs cardiaques et les pneumo-gastriques, une influence directe du cerveau; nous savons aussi comment le ralentissement de la circulation dans les affections tristes, dans l'hypocondrie, la mélancolie, peut occasionner des engorgemens; nous voyons comment la huitième paire, étendue à tous les viscères abdominaux, leur porte l'action morbide du cerveau, et y puise les sensations qu'on éprouve dans ces maladies; nous expliquons encore, par son moyen, comment cette sensation de boule, qui étrangle et suffoque, n'est que le spasme ascendant de l'œsophage, du pharynx et du larynx. La disposition du tronc de la huitième paire, des nerfs laryngés et pharyngiens, donne bien vite la solution. Ainsi nous pourrions, avec plus de raison, regarder les pneumo-gastriques comme le siége de ces névroses, et cependant nous ne balançons point à en placer le siége primitif dans le cerveau, laissant aux nerfs vagues le soin de transmettre l'affection avec les sensations. — Autant il nous a été facile d'interprêter l'action du système cérébral dans les phénomènes spasmodiques qu'on attribue au grand sympathique, autant il serait impossible d'expliquer les autres phénomènes par l'action de ce nerf. En effet, qu'a de commun le trisplanchnique avec les contractions musculaires, les convulsions, la perte de connaissance, et le changement du caractère et de la manière de voir du malade? Tous ces phénomènes sont, à coup sûr, dépendans du système cérébral; la maladie en dépend donc aussi. — Jetons un coup-d'œil sur la colique saturnine, et nous verrons qu'elle est aussi le produit d'une affection nerveuse du système cérébro-spinal. Que trouvons-nous? douleurs violentes de l'abdomen, constipation opiniâtre, ventre rétracté, douleurs dans les membres, mouvemens spasmodiques et convulsifs, sur-tout des membres supérieurs. Eh bien! ne reconnaît-on pas l'influence de l'encéphale dans tout cet appareil? Les douleurs, différentes de toutes celles des autres coliques, sont une modification particulière de la sensibilité du nerf pneumo-gastrique, qui transmet la sensation au cerveau : celui-ci réagit à son tour sur les différens organes; de là, paralysie, ou plutôt engourdissement, suspension de la contraction musculaire des intestins, et constipation; de là, rétraction des muscles abdominaux, mouvemens convulsifs ou tremblemens des membres, et quelquefois paralysie partielle. S'il y avait inflammation, le traitement par les drastiques serait toujours funeste, et des milliers d'observations, recueillies à la Charité et ailleurs, attestent les succès de la méthode purgative, et sa supériorité sur la méthode antiphlogistique, qui est beaucoup plus lente dans ses effets. Or, les purgatifs agissent en stimulant l'action musculaire des intestins; cette action est sous la dépendance du cerveau, par le moyen de la huitième paire : le traitement, ainsi que la maladie, n'est donc efficace que par la médiation de l'encéphale.

En voilà, ce me semble, assez pour mettre sur la voie d'une classification plus méthodique des phénomènes pathologiques dans beaucoup de maladies. Tout ce que je pourrais ajouter serait superflu, si je me suis fait comprendre, ou bien serait déplacé dans ce Mémoire, parce que cette classification exigerait des détails qui en passeraient les bornes. Je ne puis cependant quitter ce sujet sans faire observer que les deux systèmes nerveux étant les deux régulateurs des phénomènes vitaux, tous deux aussi deviennent le siége de toutes nos maladies, et que c'est sur eux que devrait s'établir la grande division nosologique en deux classes : maladies du système nerveux ganglionaire, maladies du système nerveux cérébral. Les ordres, sous-ordres, espèces seraient ensuite déduits des formes, variétés, modes différens et complications sous lesquels chaque affection se présenterait. On voit combien cette classification différerait de la doctrine prétendue physiologique, qui par son exagération exclusive est allée bien au-delà de la vérité, et dans bien des cas n'est rien moins que physiologique. Apprenons à voir les choses par nous-mêmes, et ne nous pressons jamais de recevoir trop aveuglément tout ce qu'un homme, quel que soit son mérite, se plaît à nous assurer, parce qu'il n'est point infaillible, et qu'une idée, heureuse d'abord, peut lui fasciner les yeux et l'induire le premier en erreur. Evitons le reproche qu'ont mérité une foule de médecins distingués, d'embrasser sans réflexion des opinions, par cela seul qu'elles sont nouvelles, ou qu'elles partent d'un homme déjà célèbre : *Quidquid delirant reges plectuntur Achivi.*

On donna d'abord le nom de fièvre à une classe de maladies assez limitée. L'observation ayant fait remarquer l'accélération du pouls, on étendit l'acception du mot à toutes les maladies qui présentèrent des variations analogues dans la circulation, et de cette manière la plupart des maladies devinrent des fièvres, parce que dans presque toutes le cœur est influencé. L'expérience démontrait de jour en jour le vice de cette manière de voir, et aurait ramené à la saine observation, si, par un contraste bizarre, ceux qui reprochaient le plus amèrement les défauts de la classification fébrile ne fussent pas tombés dans la même faute ; en ôtant au cœur son influence, ils l'ont transportée toute entière à l'estomac, et en font à son tour le type, le siége unique de toutes les maladies ; de façon que l'anorexie, le dégoût, etc., qui accompagnent sympathiquement les affections de tous les autres organes, sont aujourd'hui les signes d'une gastro-entérite : ainsi un panaris est une gastro-entérite ; une fluxion de poitrine est une gastro entérite, etc. : *Incidit in Scyllam, qui vult vitare Charybdin.* Ce n'est certainement pas le moyen de faire sortir la Médecine du vague et de l'incertitude dans lesquels on affecte de dire qu'il est honteux de la voir flotter encore.

CONCLUSIONS.

Les êtres organisés sont distingués des corps bruts, moins par leur organisation que par le mouvement intérieur qui s'opère en eux et y détermine les phénomènes multipliés qu'ils nous présentent.

Ces mouvemens, ces phénomènes physiologiques des êtres organisés n'ont lieu que par une impulsion particulière, connue par ses effets, inconnue dans son essence, et qui constitue la vie.

Un appareil d'organes semble être le siége primitif de ce principe animateur de la vie, puisqu'il transmet l'influence vitale à tous les autres organes : cet appareil, c'est le système nerveux.

Il y a deux systèmes nerveux : l'un est le système nerveux ganglionaire, l'autre est le cérébro-spinal.

Le système ganglionaire est commun à tous les êtres organisés et vivans (1). Il jouit de la faculté de sentir

---

(1) Combien est fausse la dénomination de trisplanchnique qui lui a été donnée, puisqu'elle ne peut s'appliquer qu'à certaines classes d'animaux ! Pourquoi imposer des noms différens aux mêmes organes ? ou bien, pourquoi donner des noms qui deviennent ridicules dans quelques classes d'animaux ? Il en est de même de beaucoup d'autres organes qu'on a voulu nommer d'après

les molécules des matériaux nutritifs, de distinguer ceux qui conviennent ou non aux fonctions de l'organe auquel ils sont apportés, et réagit sur les capillaires pour les leur faire élaborer convenablement. Il préside aux fonctions assimilatrices.

Le système cérébrospinal émane d'un centre commun et établit, par sa double action concentrique et excentrique, des relations avec les corps extérieurs à l'individu, soit en recevant leurs impressions et les transmettant au cerveau, soit en réagissant sur eux par des actes dépendans d'une réaction volontaire, de la volition. Il préside aux fonctions de relation.

Les végétaux ne jouissent que des fonctions assimilatrices, et ne possèdent que le système nerveux ganglionaire, c'est la moelle.

Les animaux doués tout-à-la-fois des fonctions assimilatrices et des fonctions de relation, possèdent les deux systèmes nerveux : ce sont le système ganglionaire et le système cérébrospinal.

Il y a deux modes de sensations : dans l'un elle est obscure, latente, étrangère au *moi* intellectuel; dans l'autre elle se rapporte à ce *moi* et l'avertit des impressions que reçoit le corps : la première est la sensation organique, ou mieux ganglionique; la seconde est la sensation animale, ou mieux cérébrale.

Ces deux phénomènes sont des fonctions et non des propriétés, puisqu'ils sont l'action d'organes dis-

---

leur position dans l'homme, ce qui nécessite de nouveaux noms dans les autres classes, et entrave l'étude et l'avancement de la science.

tincts, et que toute action est une fonction : voilà pourquoi je les appelle des sensations et non des sensibilités.

Outre les deux ordres de fonctions assimilatrices et intellectuelles, il y a dans les animaux des fonctions mixtes, dans lesquelles les deux systèmes nerveux remplissent chacun leurs fonctions réciproques : ce sont la circulation, la respiration, la digestion, etc. Ces fonctions sont nécessitées par la manière d'être des animaux : on peut les regarder comme des fonctions assimilatrices accessoires.

La moelle épinière a une influence sur les contractions du cœur, par le moyen des nerfs qu'elle envoie aux ganglions cervicaux inférieurs.

La huitième paire cérébrale a une action directe sur les phénomènes de la respiration.

Elle agit aussi sur la digestion et par la sensation du besoin des alimens qu'elle transmet, et par les contractions musculaires de l'estomac et des intestins qu'elle détermine.

La moelle épinière agit, par ses rameaux sacrés, sur la contraction musculaire du rectum et de la vessie qu'elle met en jeu, après avoir averti de la plénitude des organes et du besoin de les évacuer.

La même chose a lieu pour la matrice.

Dans ces différens phénomènes l'action des organes est indépendante de la volition, l'influence cérébrale est modifiée. Cette modification est connue dans ses effets, mais inconnue dans sa nature, dans son essence. Il était nécessaire que cela fût ainsi : car si le cœur, l'estomac, etc., eussent été soumis à l'action directe du cerveau, les fonctions dont ils sont chargés, eussent chaque jour éprouvé de nombreux changemens; elles ne se seraient pas exécutées une fois comme l'autre; à chaque instant elles eussent été accélérées, retardées, suspendues, viciées, etc. etc.

Jamais les nerfs ganglionaires ne transmettent au cerveau les sensations de l'organe où ils se distribuent: ils les transmettent à leur centre nerveux ou ganglion, et c'est là que les nerfs cérébraux viennent les puiser; de là, ces prétendues douleurs sympathiques au dos, vers les épaules, aux lombes, au sacrum, etc., dans différentes affections.

Le système ganglionaire est étranger aux passions, puisqu'elles sont du ressort des fonctions intellectuelles, et lorsqu'il en ressent les effets, ce n'est que consécutivement.

Toutes les maladies inflammatoires, quelque variées qu'elles soient, sont sous la dépendance du système ganglionaire, puisqu'elles consistent dans une exaltation des fonctions de ce système.

Toutes les maladies qui résultent d'un vice dans la nutrition, qu'il y ait désorganisation, transformation de tissu, création, développement ou accroissement d'un organe nouveau, étant un vice de nutrition, dépendent du système ganglionaire.

Les névroses, vésanies, névralgies, sont des maladies du système nerveux cérébral.

Les convulsions, paralysies, tremblemens, dépendent, comme les organes qui en sont le siége, d'une action directe du cerveau et sont sous l'influence du système cérébral.

Beaucoup de maladies font comme les fonctions et résultent d'une espèce de combinaison entre les deux systèmes nerveux, c'est-à-dire, qu'en même temps qu'il y a inflammation, il y a aussi douleur, convulsion, délire, etc.

J'ai gardé le silence sur la plupart des sympathies, parce que leurs causes sont inconnues, et qu'il est difficile bien souvent de trouver des rapports directs entre les organes qui sympathisent. Cependant on peut assurer que les sympathies, étant des phénomènes vitaux, sont, comme ces phénomènes, des effets des sensations et dépendent des systèmes nerveux. Sans les nerfs, il n'y a point de sensations, point de vie, par conséquent point de sympathies. Déjà le trisplanchnique et le pneumo-gastrique nous ont devoilé le mystère de beaucoup de sympathies, et nous promettent de nous en dévoiler bien davantage.

Peut-être aurais-je dû jeter un coup-d'œil sur les phénomènes du magnétisme animal. Ses opérations, qui paraissent si au-dessus des lois ordinaires de l'économie animale, si elles sont vraies, peuvent cependant être comprises dans ces mêmes lois; et les fonctions du pneumo-gastrique nous expliquent déjà les perceptions intérieures dont les personnes magnétisées sont susceptibles.

J'aurais pu rapporter beaucoup d'expériences et d'opinions qui, dans le cours de ce travail, auraient concouru à appuyer ce que je voulais établir, ou qui m'auraient fourni quelques pages de réfutations. Je ne l'ai point fait, parce que cela aurait doublé le volume de l'ouvrage sans utilité. J'ai éloigné tout ce qui aurait pu me détourner de mon objet. Ainsi j'ai rapporté des faits, j'en ai déduit quelques conséquences; mais je me suis tenu en garde contre la manie d'adopter une idée exclusive, et de vouloir ployer tous les phénomènes à cette idée favorite. Le défaut de trop généraliser, dit Bichat, a peut-être plus nui à la science, que celui de ne voir chaque phénomène qu'isolément.

FIN.

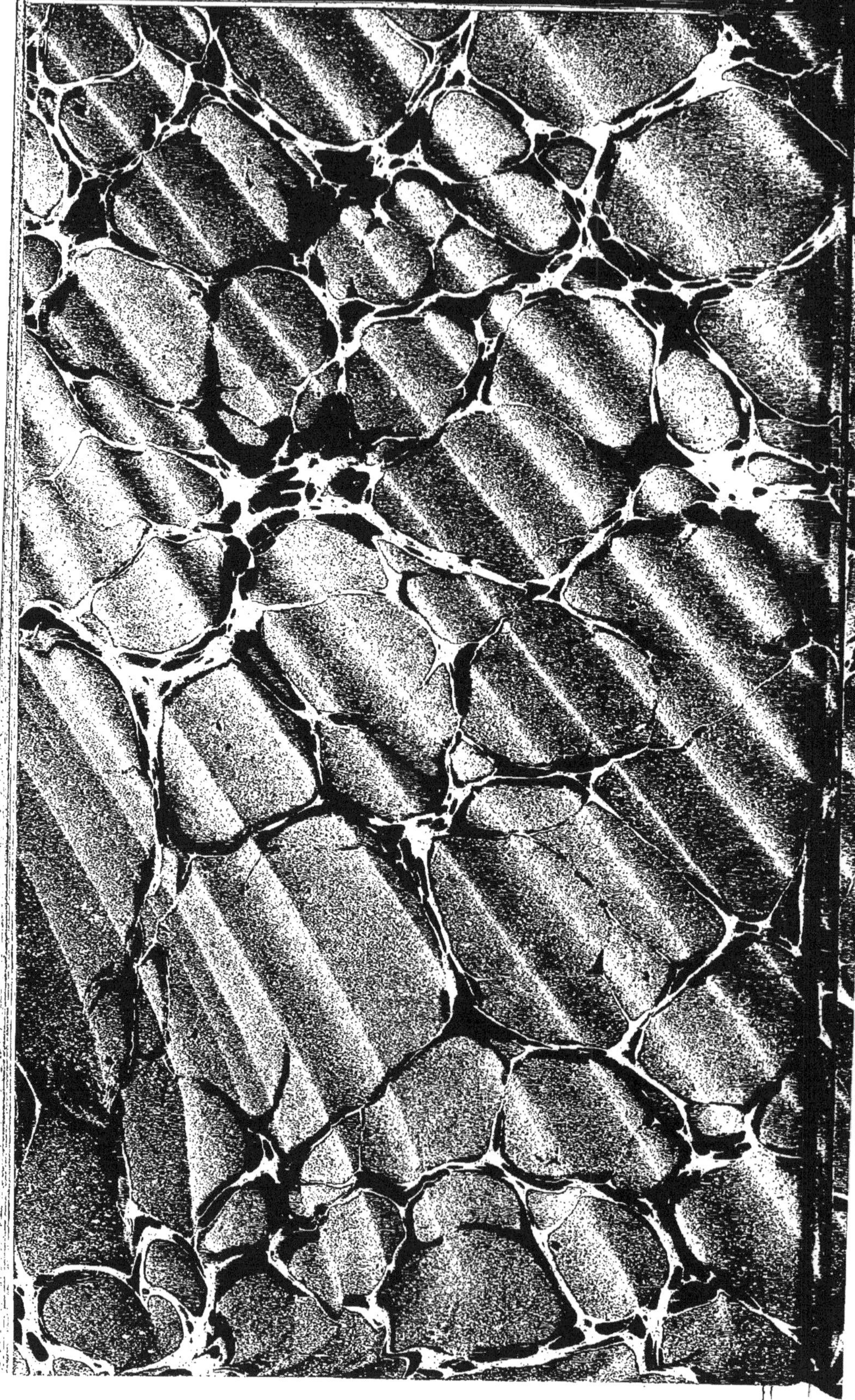

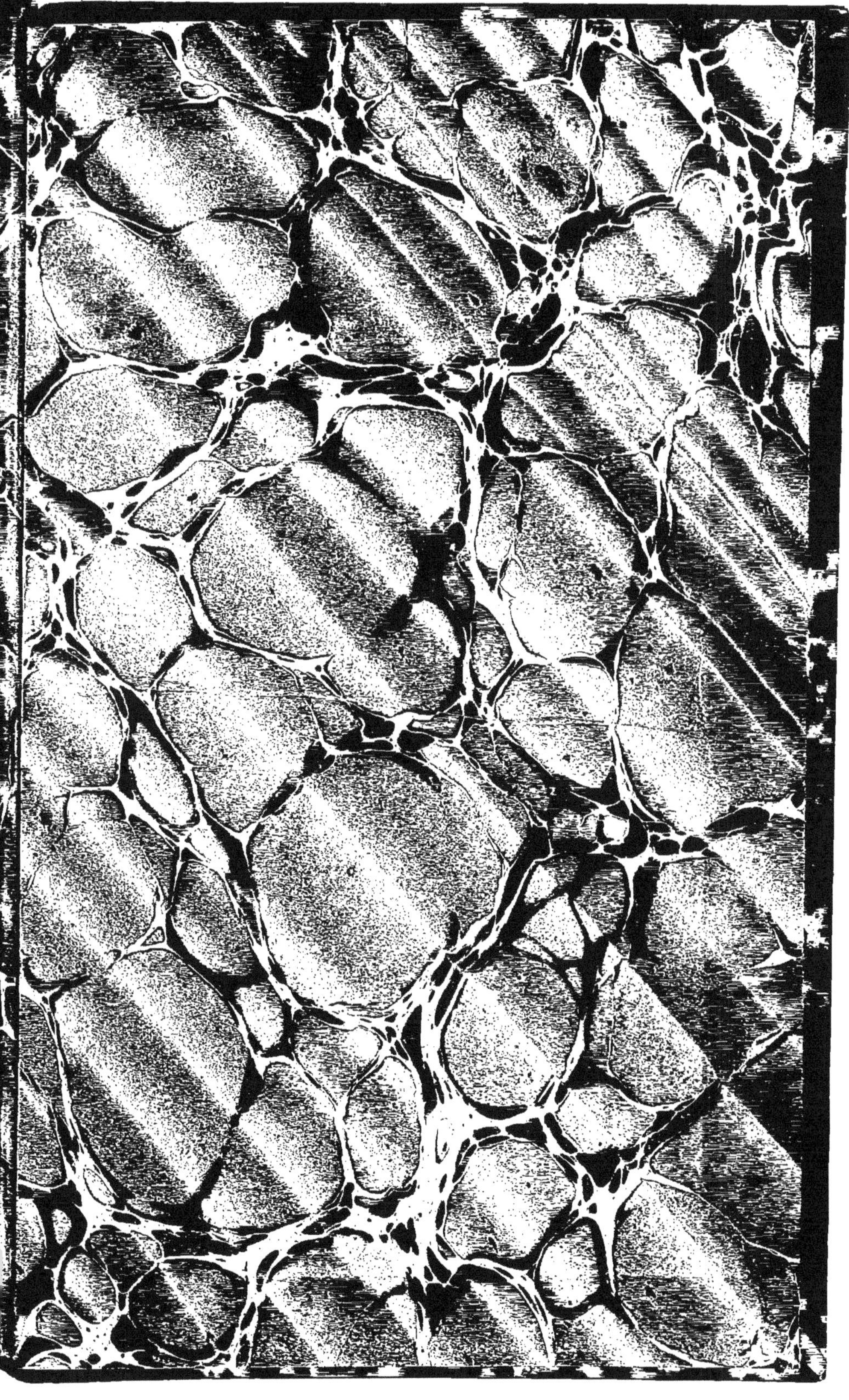

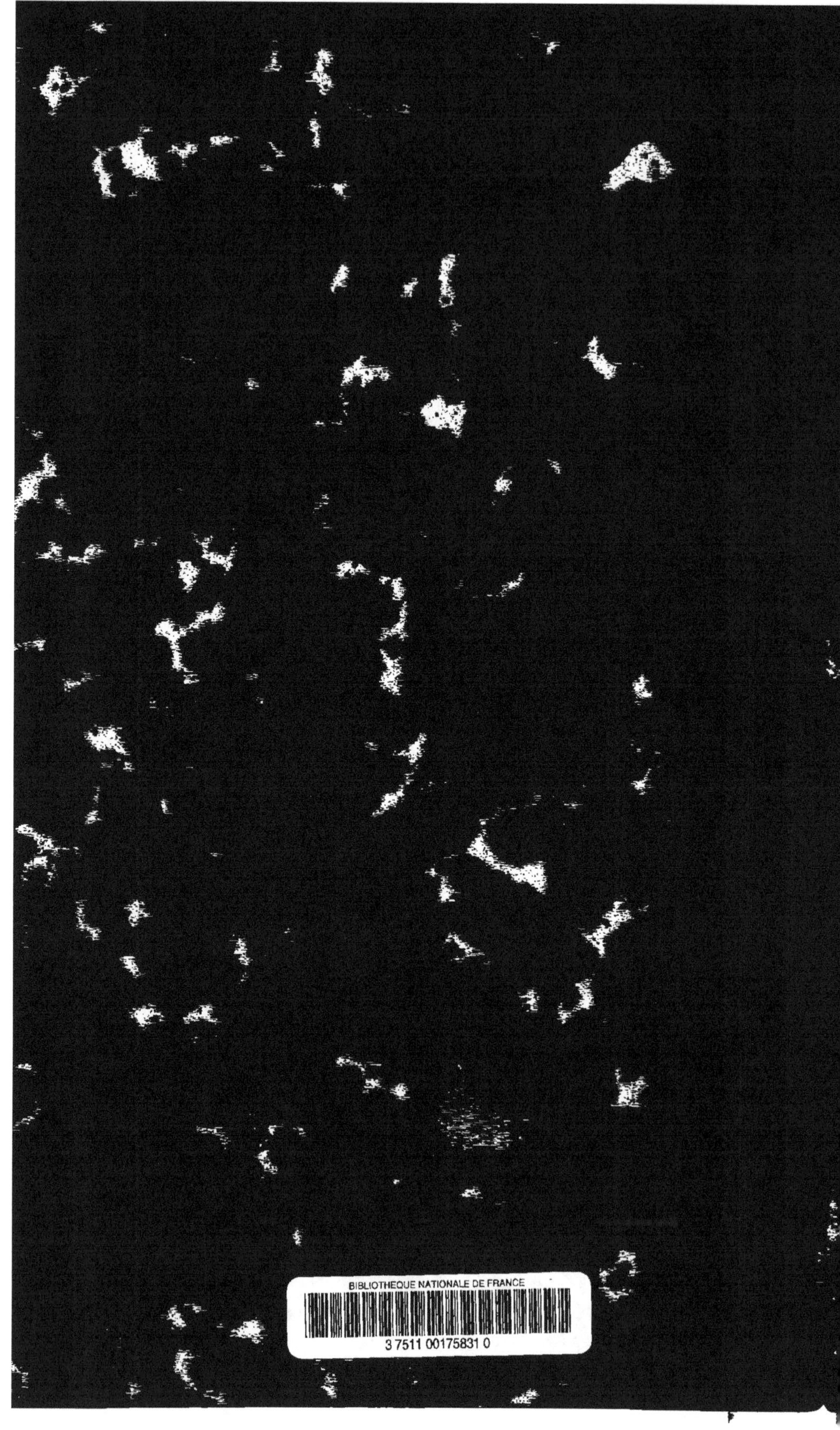